その不調・痛み、反り腰が原因です！

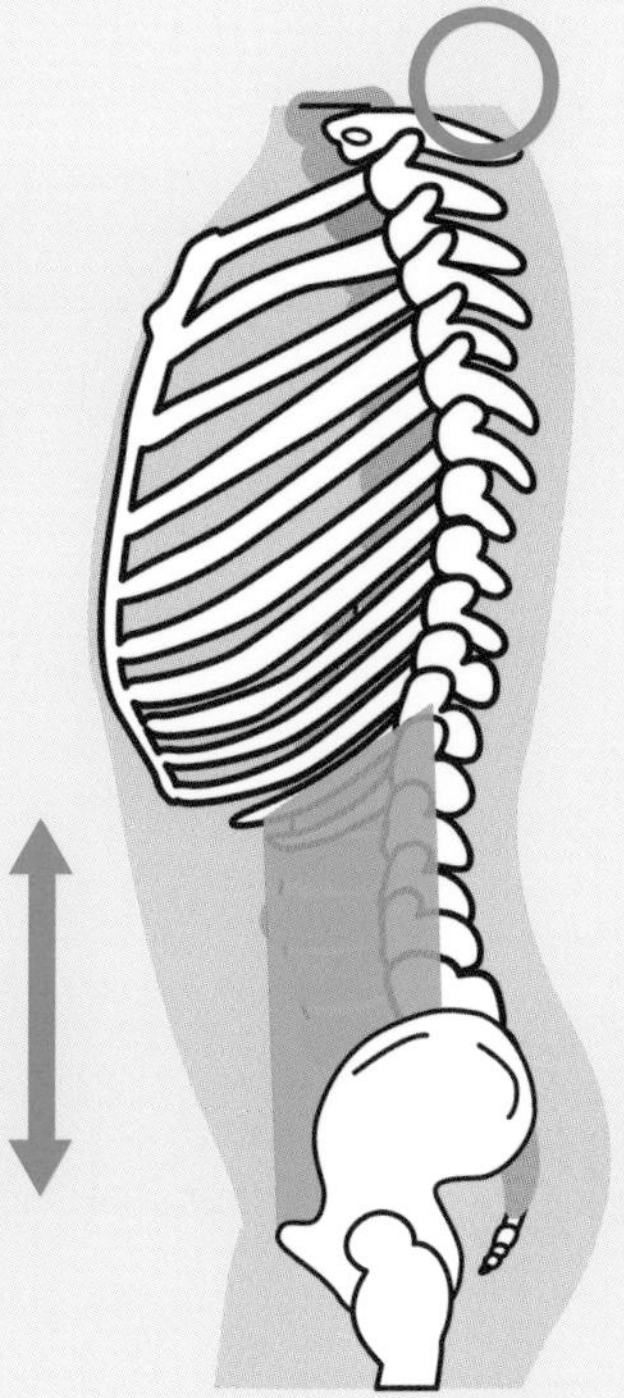

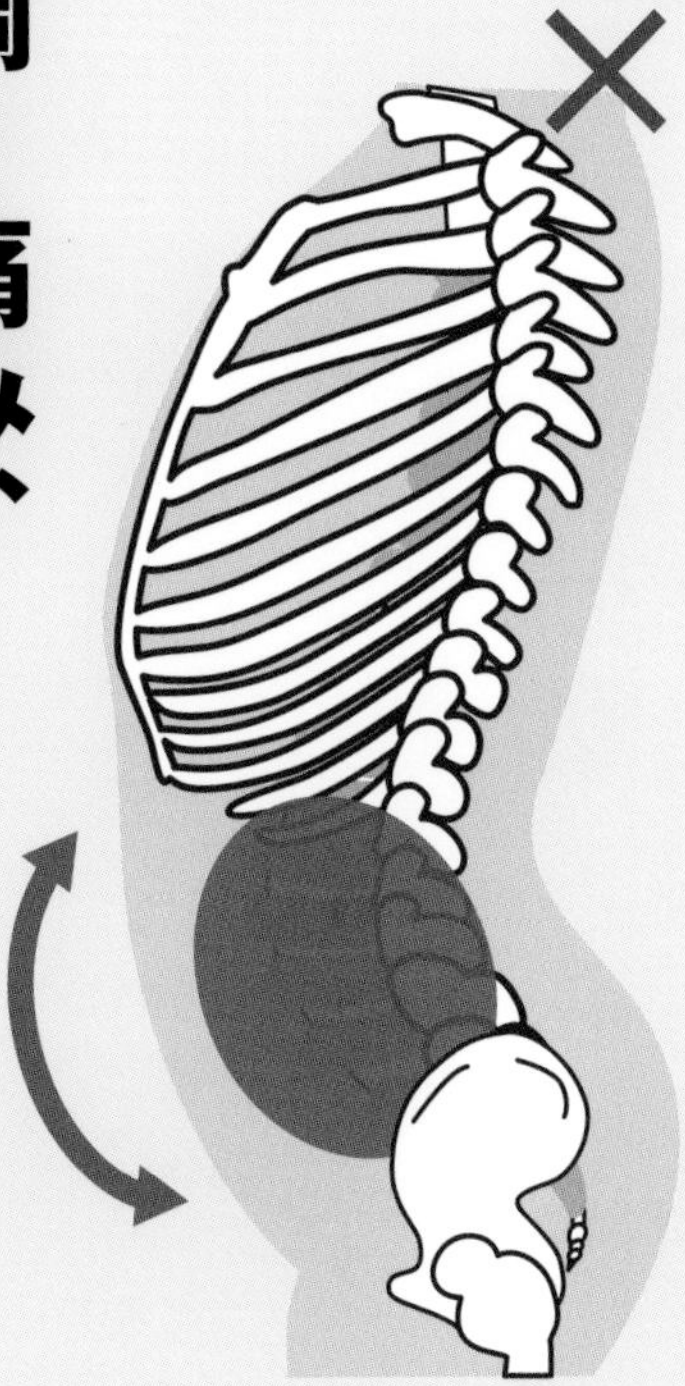

宮前まちの整骨院代表

小林篤史

ATSUSHI KOBAYASHI

産業編集センター

はじめに

この本を出すことになったきっかけ

私は猫背矯正の専門家として、これまでに多くの方の姿勢をケアしてきました。また、テレビや雑誌、書籍を通して、誰でも簡単にできる猫背の治し方をお伝えしています。長年、そうした活動をしているなかで、気づいたことが2つあります。

1つは、「猫背の人の約8割は反り腰からきている」ということ。そしてもう1つは、「反り腰がさまざまな不調の原因になっている」ということです。

反り腰とは、骨盤が前に倒れていて、坐骨（両側のお尻の下の骨）が後ろ側へ出っ張っている状態を指します。腰や背中に痛みがなければ、反り腰を治したいと思う人はおそらくいないでしょう。実際自分が反り腰かどうか、気づいていない人がほとんどです。

しかし、反り腰をほうっておくと、将来的に体のあちこちにガタがきてしまいます。人によっては、自分の足で歩くことも困難になってしまうのです。

ちょっと大げさに聞こえるかもしれませんが、反り腰は人生に悪影響を及ぼす可能性があります。私自身、反り腰によって大きな挫折を味わいました。そうした経験を経て考案したのが、1回、たった10秒でできる「反り腰改善プログラム」です。本題に入る前に、まずは、腰痛で苦しんだ私の歩みをお話させてください。

甲子園を目指していた少年時代

私は、3人兄妹の長男（2番目）として生まれました。当時は、家族5人で床座りの生活をしていましたが、正座やあぐらではなく、横座りをしていた記憶があります。この頃から、反り腰になる要因はあったのかもしれません。

小学3年生のときに、地元の少年野球チームに入りました。夢はもちろんプロ野球選手。中学校でも野球部に入り、練習に明け暮れていました。

私が高校受験を控えていた頃に、甲子園球場のグラウンドを沸かせたのが、地元の横浜商業高校（Y校）です。「自分も甲子園を目指したい」との思いが募り、この学校を進学先に選び、あこがれの野球部に入部しました。部員数は約160人という大所帯です。

高校1年生の夏、Y校が甲子園に出場することになり、アルプススタンドで応援しました。先輩たちの勇姿を見て、「来年は自分も！」と意気込んでいたのですが、腰に痛みを感じるようになり、練習ができない状態に。

毎日、整形外科に通って腰をけん引し、鎮痛剤を服用したものの、2ヶ月たっても改善しません。思いきって練習に参加すると、全くついていけなくなっていました。

このまま野球を続けるべきか、非常に悩みましたが、「自分の腰はこのまま一生治らないではないか」という不安や恐怖が消えず、その年の秋に私は自分の夢を諦め、野球をやめる決断をしたのです。

腰痛の治療法を探る大学時代

腰痛で野球部を退部した後、モヤモヤする思いを抱えていた私は、体育学科のある大学に進学しました。運動学やトレーニング理論を学びながら、フィットネスクラブのインストラクターとしても働き、自分の体を鍛えることにしました。

そのおかげで筋肉量は増え、体脂肪率は10％以下に。理想の体を手に入れたように思えたのですが、肝心の腰痛はよくなるどころか、立っていられなくなるほど悪化する事態に。

そんな私を見かねて、大学在学中、友人がカイロプラクティックを勧めてくれました。これまで私が経験したものとは違う治療法でしたが、驚くことに、その場で痛みがやわらいだのです。

治療家になることを決意

カイロプラクティックによって、長年の腰痛が改善したことに衝撃を受けた私は、同じ症状を抱えている人を根本から治す仕事に就きたい、と考えて治療家を目指すことに。資格取得のための学校に通いながら、整骨院や整形外科のリハビリ室などに勤務しました。

そうした中で出会ったのが、私の師匠ともいうべき先生です。先生は私を見て、「猫背で反り腰」だと指摘してくれました。長年悩んでいた腰痛の原因が、姿勢によるものだとは考えていなかったので、そこで初めて合点がいったのです。

それ以来、私にとって「姿勢」は大きなテーマとなりました。独立・開業した今では、姿勢から体の不調を解消に導く「姿勢の専門家」として、多くの人が悩んでいる腰痛や肩コリ、首の痛みなどの治療に取り組んでいます。

反り腰は10秒で治せます！

腰痛や肩コリ、体型の変化などは、「運動不足や加齢によるものだから仕方ない」と決めつけてしまっているかもしれませんが、じつは反り腰が原因になっているケースが多くあります。若いうちは気にならなくても、年齢を重ねて症状がひどくなる危険性もあります。

また、シニアにとって大切なのは、健康寿命です。健康寿命とは、健康上の問題で日常生活が制限されることなく生活できる期間のことですが、周りのお世話にならずに、いつでも出かけたいときに出かけられる自由な身は保ちたいもの。そのためにも、反り腰の改善は早めに対処するのがベストです。

反り腰が少しでも気になったら、ぜひ10秒でできる「反り腰改善プログラム」を実践してください。毎日続ければ反り腰は治ります。

やりたいことを諦めないために、さっそく始めましょう！

宮前まちの整骨院代表　小林篤史

Contents

第2章

反り腰が治る・治らないで変わる未来 27

第3章

症状を改善するプログラム【QR付き】 52

第5章

第1章

あなたの症状、もしかしたら反り腰が原因かも？

今のあなたの反り腰レベルを、壁際に立ってチェックしてみましょう。反り腰が原因で起きている可能性がある、「さまざまな体の痛み」「骨格のゆがみ」「女性特有の症状」「自律神経への影響」についても、一つ一つ解説していきます。

今すぐ、反り腰をチェック！

腰や背中が痛かったり、出っ尻やぽっこりおなかが気になったり……。
「これって反り腰のせい？」と思ったら、チェックしてみましょう。

【反り腰チェック】

壁に背を向けて立ち、反り腰レベルをチェックします。

1 つま先を軽く開き、かかとを壁につけてまっすぐに立ちます。

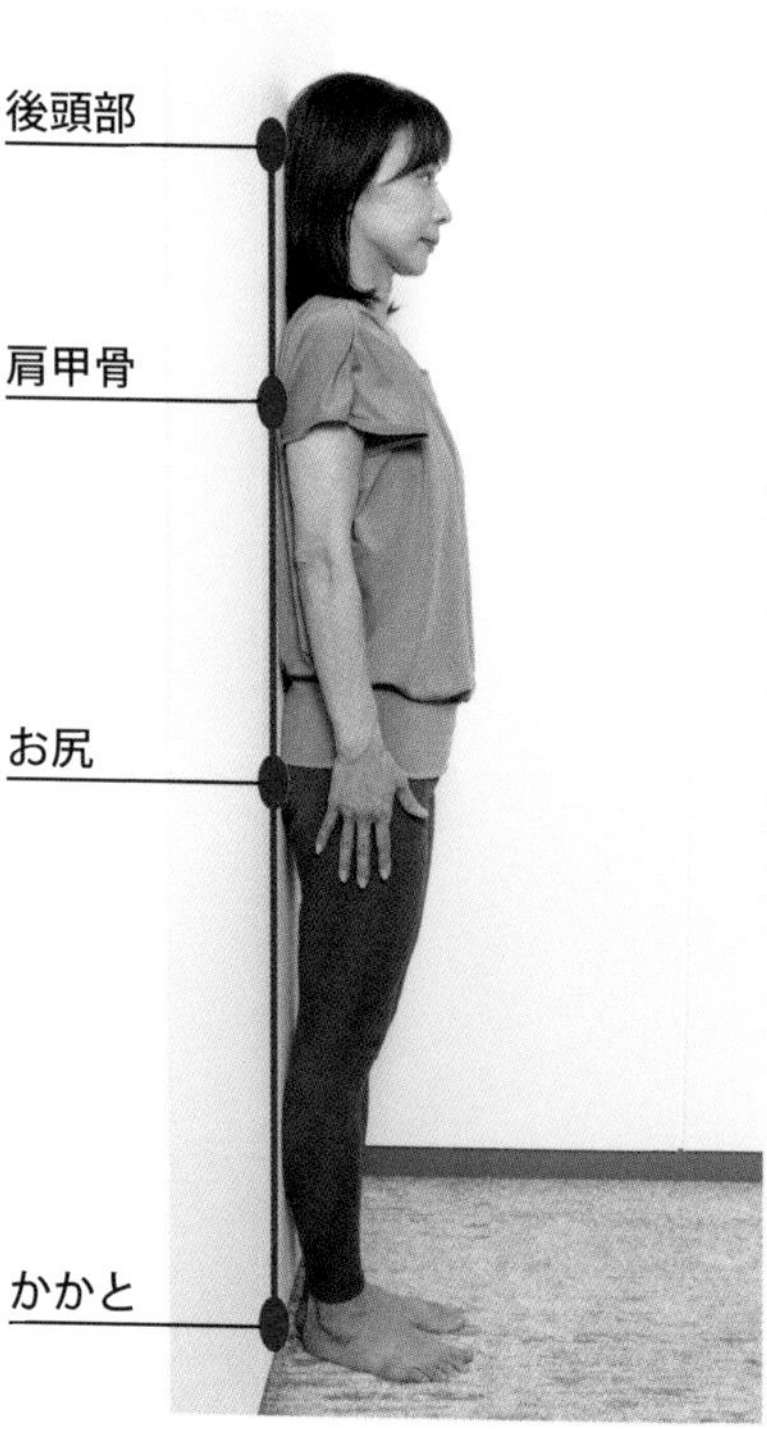

ポイント：
かかと、お尻、肩甲骨、後頭部の4点を壁につける。

2

腰と壁の間に手のひらを入れ、空き具合をチェックします。

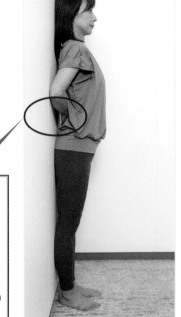

手のひら１枚分

●反り腰ではありません

手のひら２枚分

●軽度の反り腰
（本書プログラム、約２ヶ月継続が目安）

手のひら３枚分

●中度の反り腰
（本書プログラム、約３ヶ月継続が目安）

手のひら４枚分

●重度の反り腰
（本書プログラム、約４ヶ月継続が目安）

【骨盤の正位置チェック】

反り腰の人は骨盤が前傾しています。普段はあまり意識していない骨盤の傾きを実感してみましょう。

1　「反り腰チェック」からそのまま続けて、腰と壁の間に手のひらを入れる。

2　お尻の穴をギュッと締める。

お尻の穴をギュッと締めると、腰と壁のすき間が狭くなり、人によっては手が圧迫されるはずです。

これは、前傾していた骨盤が立つことにより、反り腰姿勢が正しい姿勢になったためです。お尻を締めれば骨盤は立ち、反り腰も改善されますが、それは瞬間的なもの。この正しい姿勢を持続できるようになると、反り腰を改善することができるのです。

骨盤が前傾しやすいのはなぜ？

骨盤はまっすぐに立っている状態が理想ですが、生活習慣や骨格のゆがみなど、さまざまな理由から前傾したまま、あるいは後傾したままの悪い姿勢が定着しやすくなります。

私が多くの方を治療してきた経験から言うと、女性のおおよそ8割は骨盤が前傾しています。それは、骨盤の幅が男性に比べて広いという骨格的な要因からくるものです。骨盤が広いと内股になりやすく、内股になると骨盤が前に引っ張られて前傾になってしまうのです。

また、座りっぱなしの生活により、太もも前側の筋肉が弱くなると、同様に骨盤が前に引っ張られて前傾しやすくなります。

さらに、妊娠や出産、加齢による骨盤底筋の弱化も、骨盤が前傾しやすい要因の一つです。

反り腰によって起こる4大症状

反り腰になると、体にさまざまな影響が出てきます。

①さまざまな体の痛み

・腰痛

腰を反らせた姿勢が続くと、腰まわりの筋肉に負担がかかり、筋肉を酷使しているのと同じ状態になります。すると、だんだん腰の筋肉が固まってコリとなり、痛みに変わってしまいます。

・腰椎すべり症

はじめのうちは腰まわりの筋肉の緊張による痛みだったものが、ひどくなると腰椎にも影響を及ぼします。腰を反った状態で上から重力がかかると、腰椎が圧縮されるようなイメージになります。すると、腰椎がずれてしまう「腰椎すべり症」になる可能性があるのです。

腰椎すべり症になると、少し歩くとお尻や太ももにしびれや痛みを感じるため、長く歩くのが困難になります。

・脊柱管狭窄症

脊柱管には、神経の中枢である脊髄が通っています。

反り腰が続くと、腰推にずれや変形が起こり、脊柱管が余計に狭くなる「脊柱管狭窄症」になることがあります。すると脊髄にも影響が生じてきます。

・背中の痛み

反り腰によって背中の筋肉が硬くなると、背骨をつなぐ関節の動きも悪くなります。背骨を動かしづらくなると、ますます背中の筋肉が硬くなりやすくなり、痛みの原因になるという悪循環になりがちです。

・肩甲骨の痛み

背中の動きが悪くなることで、背中の上部にある肩甲骨まわりの筋肉も動かしづらくなります。この部分が硬くなると、肩コリにもつながります。

・肩の痛み

肩の痛みは、反り腰と直結しているわけではありませんが、間接的に関わっています。腰が反って背中が丸まり、肩、首、顔が前に出ることで起こります。

・首の痛み

「ストレートネック」は、本来であれば緩やかなカーブを描いているはずの首の骨（頸椎）が、まっすぐになってしまった状態。「猫首」は、顔が前に突き出て、上を向くときに頸椎のある1点を支点に首を反っている状態です。どちらも反り腰が起点となっているケースが多く、神経が圧迫されて首に痛みが出ることがあります。

・股関節の痛み

反り腰になると、股関節の前面が痛くなるケースが多くみられます。骨盤が前傾した状態が続くことで、股関節まわりの筋肉や腱が硬くなり、痛みにつながります。

・お尻の痛み

骨盤が前傾していると、尾てい骨の少し上（仙腸関節《せんちょうかんせつ》あたり）の筋肉が固くなりやすく、お尻の痛みにつながることがあります。

・膝の痛み

反り腰になると体の重心が前にくるため、バランスをとるために膝で踏ん張ろうとします。それが続くと、膝まわりの筋肉や関節に負担がかかります。

また、反り腰の人は内股になりやすく、膝の内側に負担がかかるため、酷使すると「鵞足炎《がそくえん》」になりやすくなります。

・胃痛などの内臓の不調

姿勢が悪く内臓が圧迫された状態が続くと、胃痛や消化不良など、胃腸の不調につながることがあります。

②骨格のゆがみ

・猫背

反り腰になると、体のバランスをとろうとして猫背になるケースが多くあります。反り腰の若者や中高年は、ほとんどの人が猫背です。

・内股とO脚

反り腰の人は、骨盤が前傾していて、太もも前側で体を支えるために内股になりやすいといえます。また、O脚の人の多くは内股なので、反り腰とO脚も大きく関わっています。

・外反母趾と偏平足

反り腰で内股の人は、常に足の母指球側に力がかかり、親指のつけ根の関節が緩くなったり、関節自体が変形してしまったりするため、つけ根がくの字に曲がる「外反母趾」になります。また、母指球側に力が入ると、土踏まずを潰すような立ち方になるので、足裏全体が平たくなる「偏平足」になります。

③女性特有の症状

・子宮下垂

反り腰で骨盤が前傾すると、子宮が正常な位置よりも下降しやすくなり、「子宮下垂」につながります。圧迫が続いて居場所がなくなると、子宮が膣から出てくる「子宮脱」になることも。骨盤底筋が弱くなる出産後、骨盤底筋が緩んでくる更年期以降は、特に起こりやすくなります。

・生理不順

骨盤の前傾により内臓が下垂すると、子宮が圧迫されるので、生理不順につながることもあります。

・尿漏れ

骨盤の前傾により内臓が下垂して膀胱が圧迫され、それを支える骨盤底筋も弱っていると、尿漏れの原因になります。

④ 自律神経への影響

自律神経はストレスや睡眠不足など、さまざまなことに影響を受けますが、反り腰によって首や背中の動きが悪くなることもその一つです。

自律神経は、心臓や消化器官などを自動的に調節する神経です。自律神経がうまく働かないことが原因で、慢性的な疲れや睡眠障害、不安やうつ病などの精神的な問題が生じることもあります。

第2章

反り腰が治る・治らないで変わる未来

反り腰が治ったら？　逆に悪化したら？　その先にはどんな未来が待っているでしょうか。簡単なチャートであなたの未来を診断しましょう。また、反り腰が体に及ぼす影響を、画像診断や治療経験者のインタビューでわかりやすくお伝えします。

このままだとどうなる？反り腰さんの未来予想診断

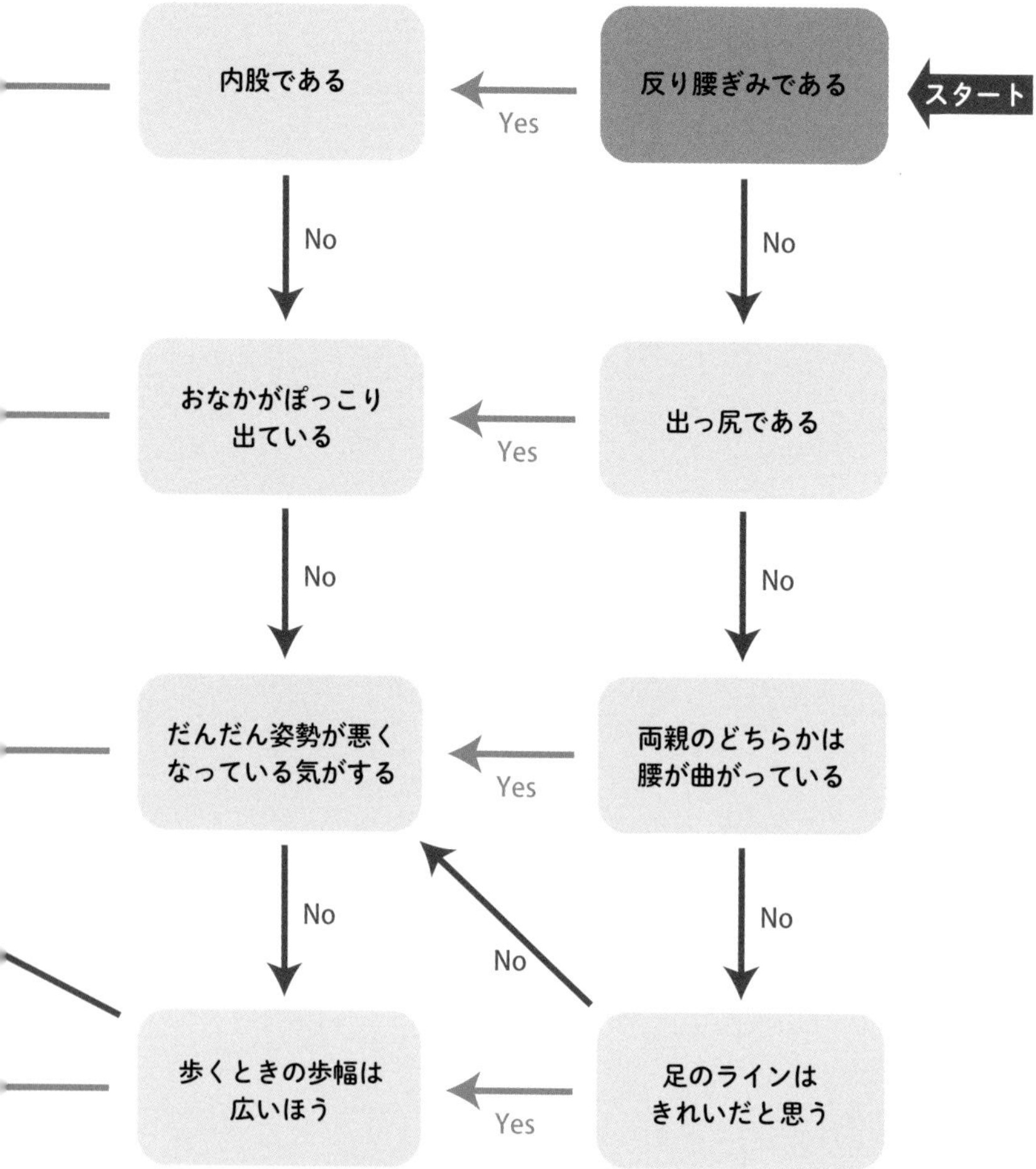
スタート
反り腰ぎみである
Yes
No
内股である
No
出っ尻である
Yes
No
おなかがぽっこり出ている
No
両親のどちらかは腰が曲がっている
Yes
No
だんだん姿勢が悪くなっている気がする
No
足のラインはきれいだと思う
No
Yes
歩くときの歩幅は広いほう

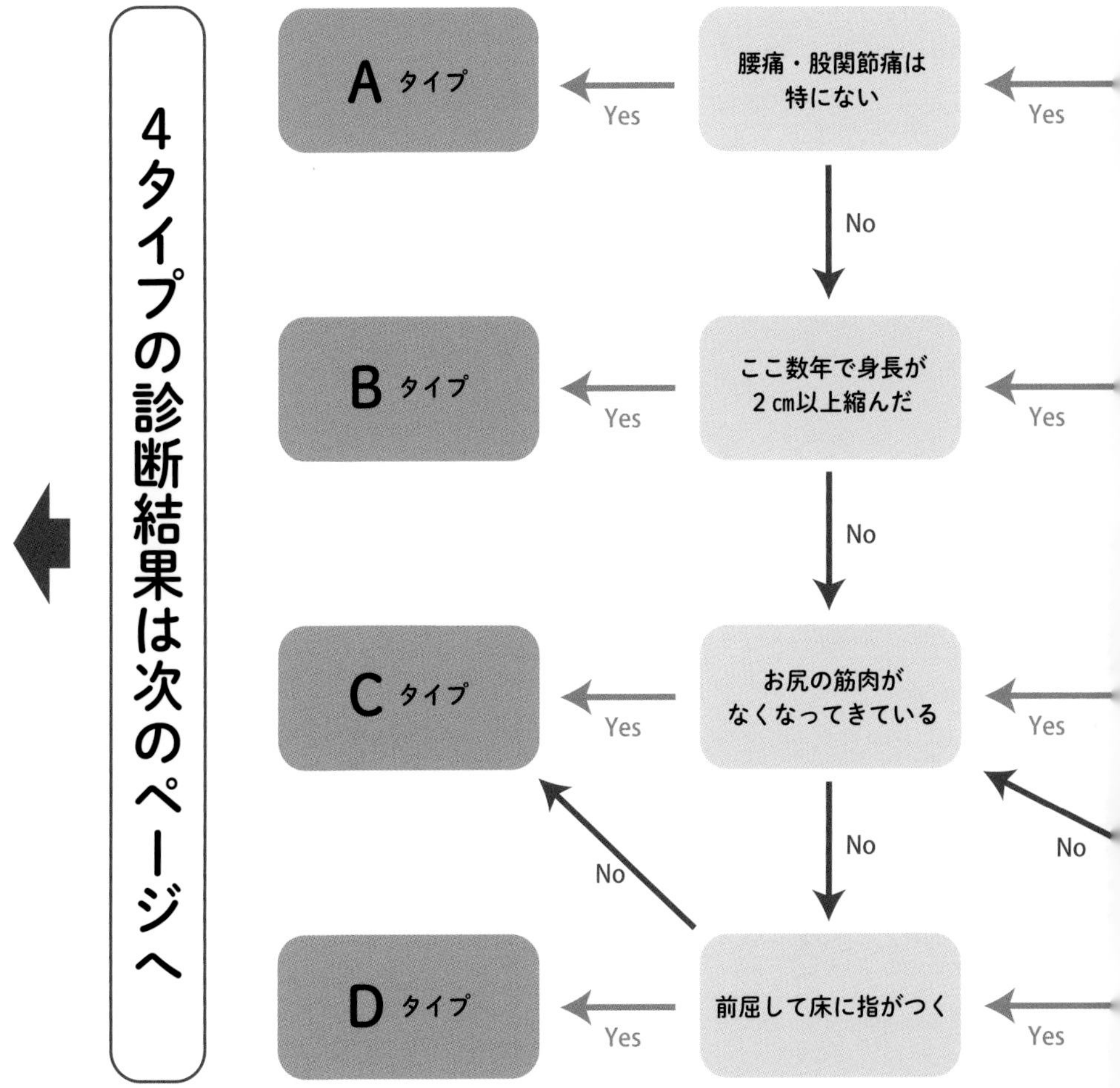
腰痛・股関節痛は
特にない
Yes
No
Aタイプ
ここ数年で身長が
２㎝以上縮んだ
Yes
No
Bタイプ
お尻の筋肉が
なくなってきている
Yes
No
Cタイプ
前屈して床に指がつく
Yes
No
Dタイプ
4タイプの診断結果は次のページへ

診断結果 反り腰さんの未来予想図

A　ザ・反り腰タイプ

骨盤前傾が進むと、腰痛や肥満の原因に！

人からは「姿勢がいい」と言われることがあるかもしれませんが、じつは反り腰さんです。今以上に反り腰がひどくなると、腰や背中など、体のさまざまなところに負担がかかり、痛みの原因となります。そうなると、体を動かすのがおっくうになり、太りやすくなります。

P49 を参照して常にお尻を締め、骨盤を立てることを意識しましょう。

B　反り腰悪化タイプ

将来、杖なしでは歩けなくなります

反り腰がかなり進んでいます。このままだと、脊柱管狭窄症のリスクが高まり、歩くのが困難になる可能性も。骨盤前傾が強くなると、年をとったときに股関節からくの字に曲がってしまい、杖を使わないと歩けなくなってしまいます。

P65 ～ 69 の整体ウォーキングを取り入れ、正しい姿勢を身につけて。

C　腰曲がりタイプ

つまずかないように要注意

反り腰ではありませんが、骨盤が後傾しているため、徐々に腰が曲がる可能性があります。歩くときに、脚をしっかり上げられなくなると、ちょっとした段差でつまずいて転倒しやすくなるので気をつけましょう。膝が常に曲がり、がに股ぎみになっている人は要注意。

太ももの裏側をストレッチすると効果的です。

D　いつまでも元気タイプ

姿勢よく、元気に歩き続けて

姿勢がよく、柔軟性もあるので、この状態をキープしましょう。加齢によって筋肉は低下すると言われていますが、適度な運動やストレッチを続けて筋力を維持すれば、いつまでも自分の足で歩くことができます。

食事のバランスや睡眠にも気をつけて、アクティブに過ごしてください。

反り腰卒業後のワクワクメリット

反り腰が治ったら、
どんなメリットがあるかをイメージしましょう。

memo

見た目の変化

まわりから「姿勢がいいね」と言われる
デニムの後ろ姿がかっこよくなる
どんな洋服を着てもおしゃれに見える
他にもどんどん書き込んでいきましょう！

体調の変化

体が疲れにくくなる
歩くスピードが速くなる
生理の痛みから解放される
他にもどんどん書き込んでいきましょう！

心の変化

自分の健康状態に不安がなくなる
自分に自信が持てるようになる
アクティブになる
他にもどんどん書き込んでいきましょう！

目標が定まったら、即実践！

このまま放置 or 悪化したときのデメリット

アクションを起こさず、ほうっておいた場合、
どんなデメリットがあるかをイメージしましょう。

memo

見た目の変化

下半身が大きく見える
年齢よりも老けてみえる
どんどん太りやすくなる
他にもどんどん書き込んでいきましょう！

体調の変化

すぐに疲れてしまう
将来、あちこちが痛くなる
体がいつも重い感じが続く
他にもどんどん書き込んでいきましょう！

心の変化

何に対しても積極的になれない
自分のやりたいことができない
健康に対していつも不安を抱えている
他にもどんどん書き込んでいきましょう！

デメリットが多いことに改めて気づいたら、即実践！

反り腰の場合、体にかかる負荷は？実際の画像で見てみましょう。

反り腰だと筋肉にどのくらい負荷がかかるのでしょうか。反り腰の方と反り腰でない方、さらに、反り腰の方が「反り腰改善プログラム」をする前後の負荷を比較してみました。

筋電図での実験結果

（フィジカルデータインテグレーション研究所調べ）

1．反り腰の方と反り腰ではない方の筋負担の違い

①反り腰の方

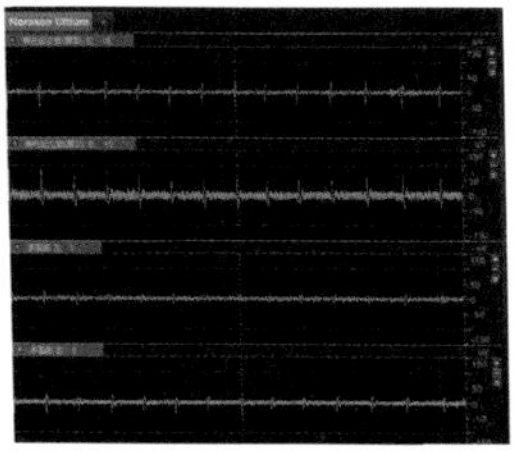

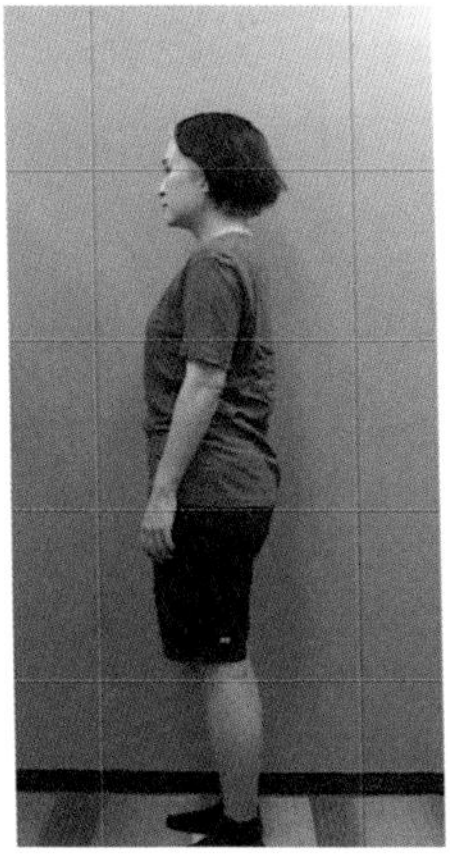

②反り腰でない方

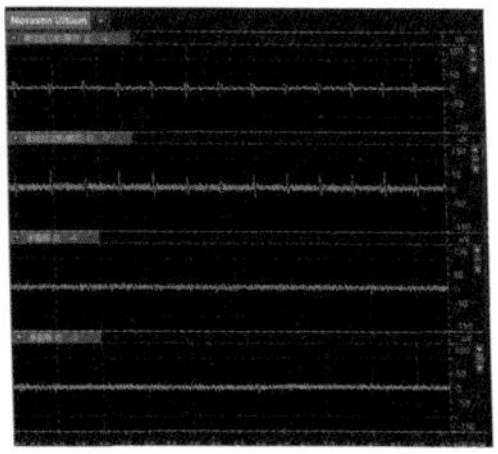

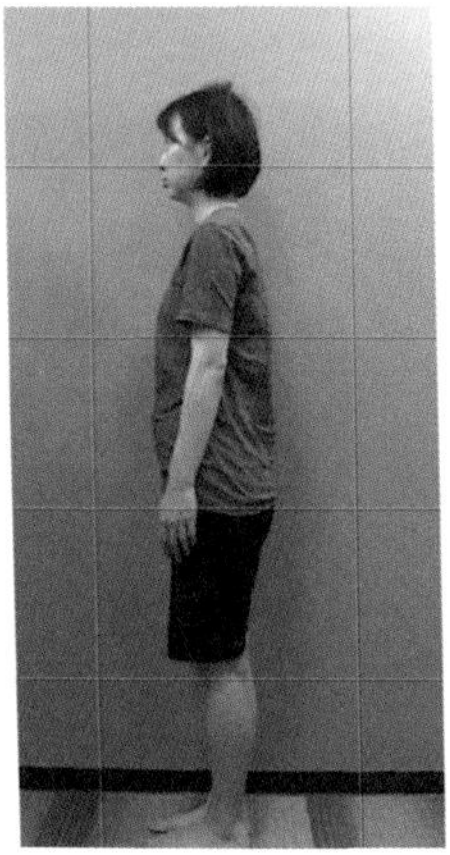

反り腰の方の方が、特に右の脊柱起立筋、右の多裂筋に負担がかかっている状態になっている。

2．反り腰の方の、体操前後の筋負担の違い

①反り腰の方（体操前）

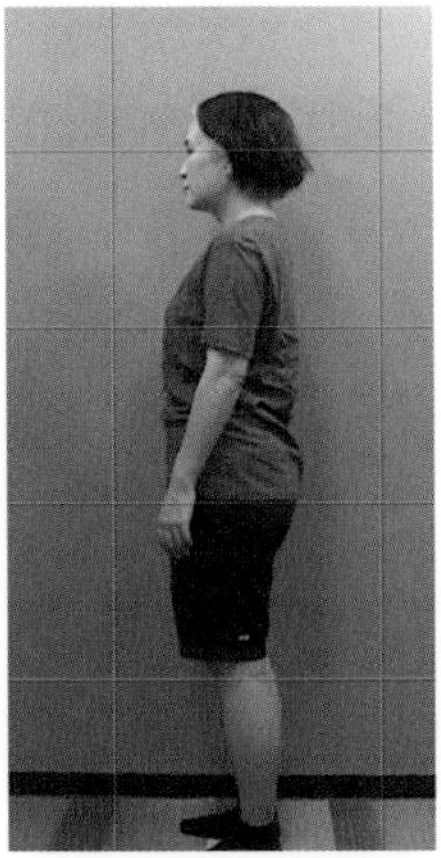

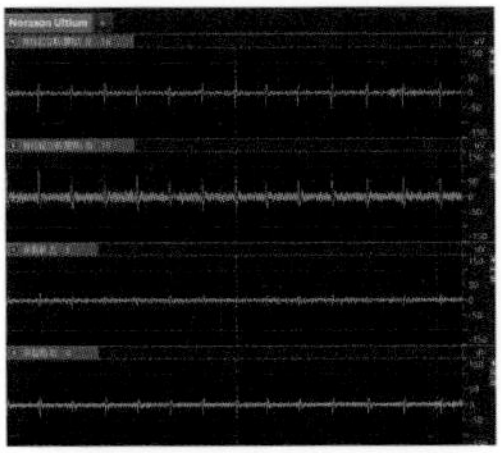

②反り腰の方（体操後）

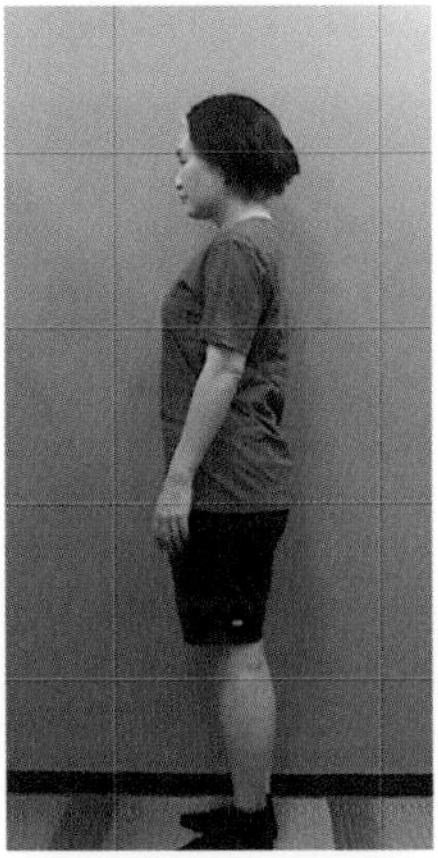

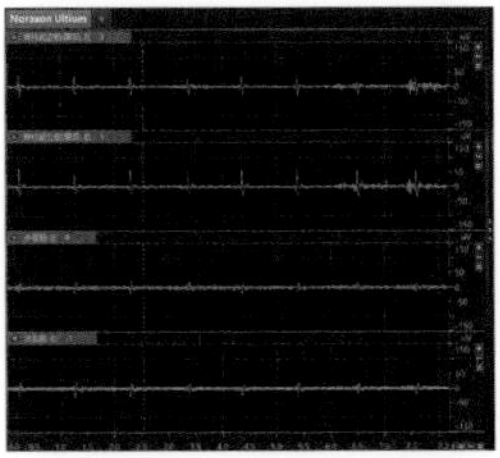

体操によって、反り腰が改善し、脊柱起立筋や多裂筋にかかっていた負担が軽減されている。

反り腰が10秒で治った！
実際の画像で見てみましょう。

反り腰に悩む方に「反り腰改善プログラム」をやっていただき、実際の変化をＡＩ（人工知能）で解析しました。その結果がこちらです。

Before

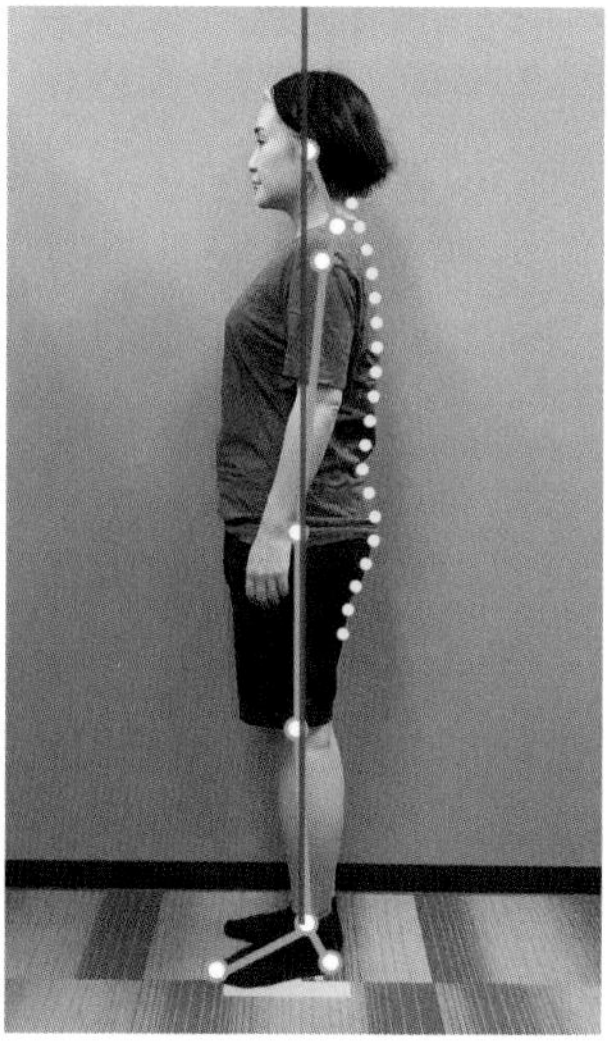
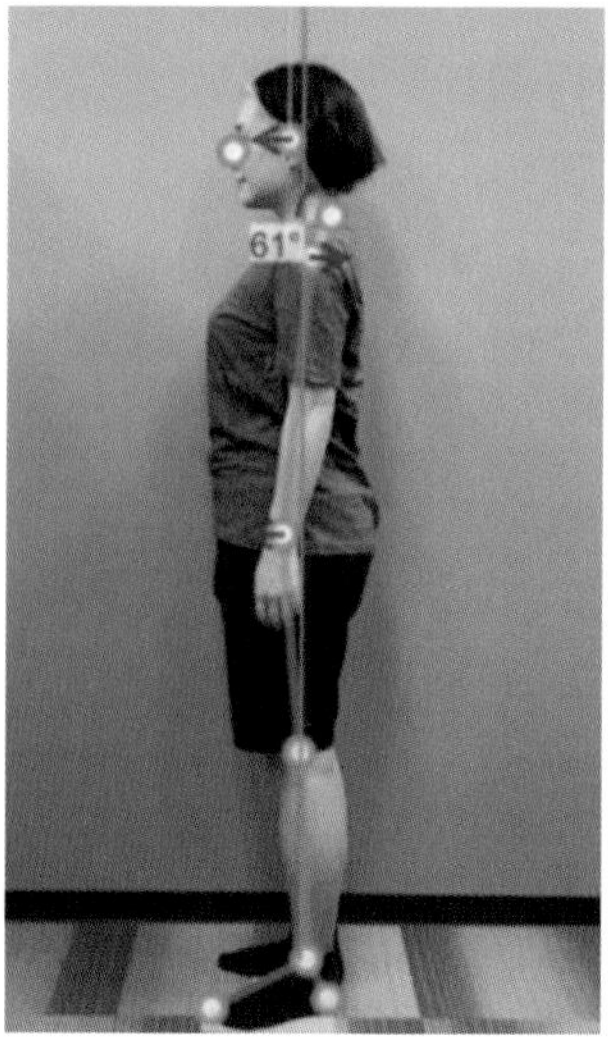

腰と膝の位置が整い、腰の反りがゆるやかに！

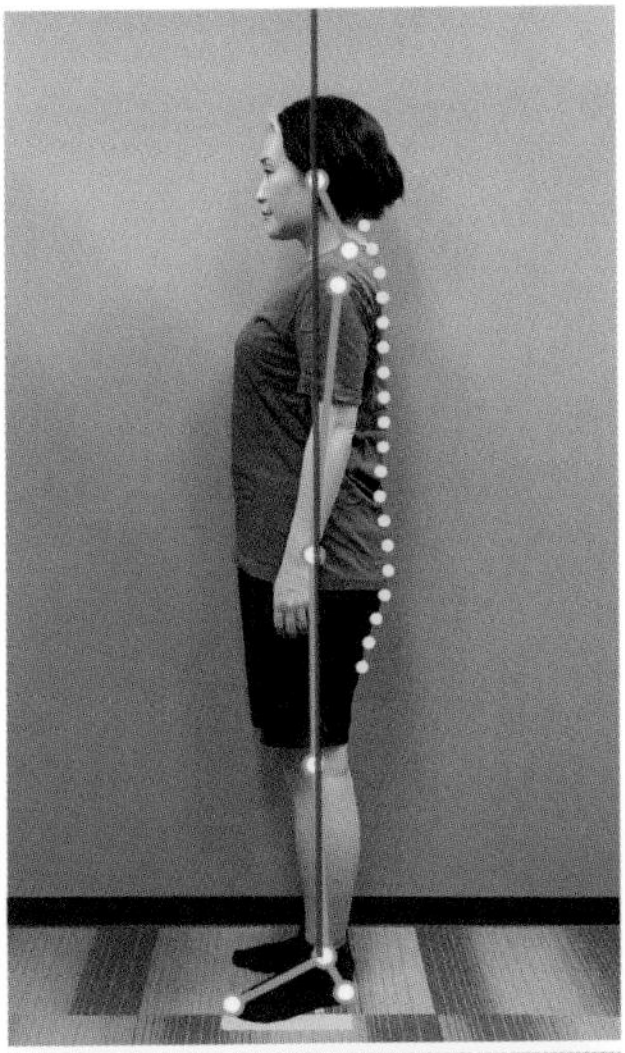

After

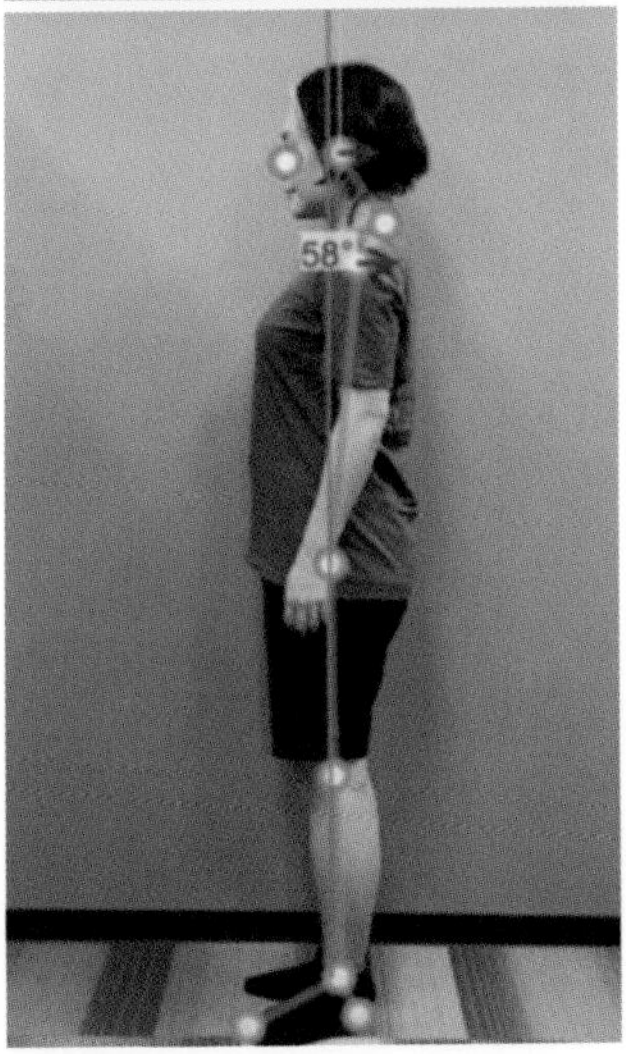

After		Before
0 cm	耳（位置）	前 1 cm
後 4 cm	首（傾き）	後 2 cm
後 3 cm	肩（傾き）	後 2 cm
後 0 cm	腰（傾き）	前 4 cm
後 0 cm	膝（位置）	前 2 cm

反り腰を改善した先輩インタビュー

体験談① 骨格のゆがみによるパターン

ギックリ腰をきっかけに反り腰を自覚。ストレッチも取り入れてケアを継続中。

宮田透子さん（仮名） 女性・44歳

20〜30代の頃は、営業職で歩くことが多かったのですが、40代でデスクワーク中心の業務になりました。ここ数年はリモートワークが増え、一日中、座りっぱなしのこともよくあります。

ギックリ腰になったのは、2022年2月のこと。当初は別の治療院で施術を受け、2か月後には回復したのですが、4〜6月に仕事が忙しくなると、再び腰に痛みを感じるように。「これはまずい！」と思い、ネットで調べて見つけたのが「宮前まちの整骨院」です。

２０２２年７月に初診を受けたところ、姿勢のゆがみを指摘されました。子どもの頃から出っ尻で、おなかに力が入らないことも気になっていたので、姿勢改善を目的に１週間に１回のペースで施術を受けることに。自宅では、教えてもらった股関節やお尻のストレッチを行うようになりました。

そして、１か月半くらいたった頃、いつの間にか腰の痛みが気にならなくなっていたのです。今は３週間に１回のペースで通っていますが、定期的にメンテナンスすることで、いい姿勢を保つことができ、仕事のパフォーマンスも上がっています。

姿勢は施術してすぐに治るものではありませんが、改善できることを実感したので、これからもケアを継続していきたいと思います。

体験談②　座りっぱなしの生活によるパターン

反り腰を治したことで、長年悩んでいた腰痛がで改善！

八島恵子さん（仮名）　女性・44歳

5～6年前だったと思うのですが、掃除をしていたときにぎっくり腰のような状態になり、以来ずっと腰痛に悩まされていました。近所のマッサージや整体などにも通ってみたのですが、行った直後はよくなっても、完全には治らず、しばらくするとまた痛みが出るように。

2022年5月に、ネットで検索して気になっていた「宮前まちの整骨院」に、思いきって行ってみました。今まで、自分の姿勢を客観的に見る機会はなかったのですが、初診で画像を撮ってもらうと、反り腰で猫背ぎみの姿勢が一目瞭然。姿勢改善のため、週1回のペースで施術を受けることにしました。それと同時に家では、ストレッチポールの上であおむけになり、バンザイするように腕を上げ下げするエクササイズを毎日行いました。

仕事はデスクワークが中心で、以前は午後になると必ず痛みを感じ、腰に手を当ててトントンとたたくのが当たり前の毎日。ところが、2か月くらいすると、腰痛のことを忘れてしまう日が増えていたのです。今も2週間に1回のペースで通い、姿勢改善を継続中です。

一時は、「私の腰痛はもう治らないかも」と諦めていたのですが、長年の痛みから解放され、今は姿勢の大切さを実感しています。

体験談③ 出産や過負荷によって悪化したパターン

高校時代からの腰痛が改善。姿勢矯正の効果を実感しています。

湯浅恵美さん（仮名）女性・39歳

高校時代、プールの監視員のアルバイトをしていました。もともと、腰痛だったのですが、プールでは片足に重心をかけて立っていることが多く、今にして思えば、それが腰痛を悪化させた原因かもしれません。手当たり次第にさまざまな治療院を訪ねましたが、よくなる兆しはありませんでした。

7～8年前に首の痛みを感じて、たまたまネットで見つけた「宮前まちの整骨院」に行ってみることに。施術をしてもらうと、痛みがすっと消えたのです。「ここなら、姿勢を整えることができるのでは」と思い、長年悩んでいた腰痛の施術を受けることにしました。

私の場合、反り腰、猫背、巻き肩、ストレートネックといった状態に加え、子どもを抱っこしたり、仕事で重い荷物を運んだりしなければならなかったので、週２回のペースで通い、じっくり時間をかけて姿勢を治すことに。どうしても通えないときは、バスタオルを巻いたものを腰に当て、腕を上げてバンザイするエクササイズを１〜２分行っていました。すると、次第に腰が痛くなる頻度が少なくなっていったのです。

姿勢を根本から治すことで、腰痛が改善することを実感しました。長年の蓄積による悪い姿勢はすぐに治るものではないので、これからも継続していくつもりです。

体験談に対しての感想

体験談をご覧になられて感じたかもしれませんが、一般的に、腰痛などの症状をお持ちでありながらも、その原因が反り腰だということを知らずに過ごしている方が多いのが現状です。また湯浅さんのように、反り腰だけでなく、猫背、巻き肩、ストレートネックなど、他の姿勢不良も同時に起きているケースもあります。

しかし原因がわかり、きちんとした対策をするだけで、よくなることがほとんどです。施術を受けた方がいい場合もありますが、ご自身で毎日、ちょっとした対策を1、2ケ月続けるだけでも効果が望めます。

継続は力なり、ぜひやってみてほしいです。

第3章

反り腰の改善方法
エクササイズ編

反り腰改善の具体的な方法をご紹介します。「反り腰改善プログラム」は、毎日1回、3つのプログラムを10秒ずつ行うだけでOK。「症状別改善プログラム」も合わせて行うと、反り腰からくる症状を緩和できます。さらに、いい姿勢を定着させるためには、「整体ウォーキング」が効果的です。

お尻を締め、骨盤を立てれば反り腰は治る！

「そもそも、なぜ反り腰になってしまったのだろう？」と思う方もいるかもしれません。

そこには、骨盤の傾きが大きく関わってきます。

順を追って説明すると、

●骨盤が前傾する。
↓
●背骨が前に傾く。
↓
●腰を反って上体を起こし、バランスをとろうとする。
↓
●反り腰になる。

多くの方がこのような流れで反り腰になります。ですから、反り腰を改善するためには、まずは骨盤を立て、そこに背骨をすっとのせればいいのです。

具体的な方法として、私がおすすめしているのは、

「お尻の穴を締めること」と「ストレッチ」です。

お尻の穴を締めるのは、「骨盤底筋」を締めるのが目的です。骨盤底筋とは、骨盤の

底にある筋肉の総称で、骨盤内の臓器を正しい位置に保つ役割があります。この筋肉は、妊娠、出産、加齢によって緩みやすいと言われています。

「骨盤底筋」と腰にある「多裂筋」という筋肉は拮抗関係にあり、綱引きのように引っ張り合いをしています。つまり、骨盤底筋が緩むと多裂筋が縮むのです。腰痛は脊柱起立筋が硬くなり、痛みにつながると思われがちですが、じつは多裂筋が原因となっているケースも多くみられます。

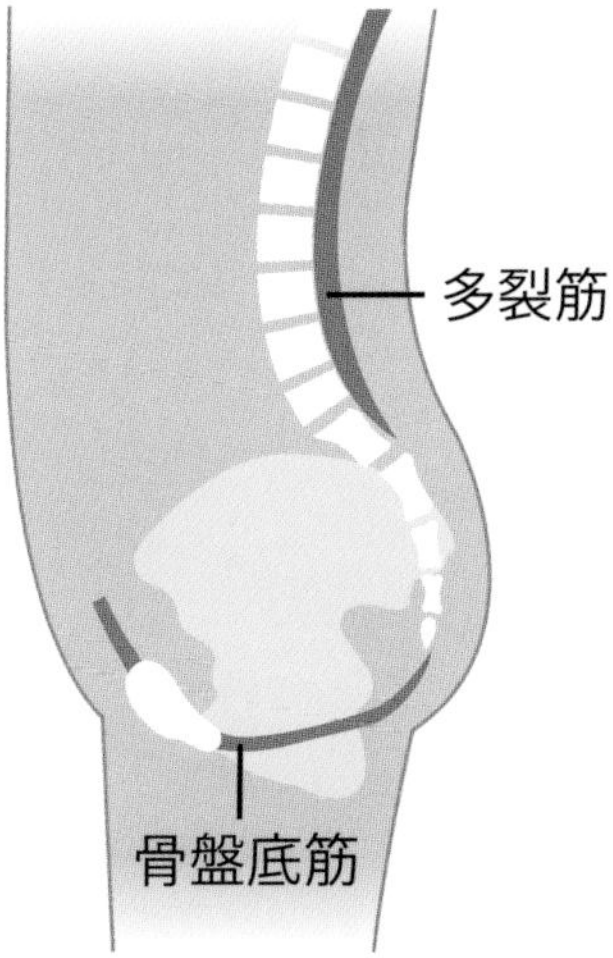

拮抗関係にあるなら、多裂筋を緩めればいいと思うかもしれませんが、そもそも骨盤底筋が強くないと、骨盤が立った状態をキープできません。そのため、常に骨盤底筋に力が入りやすい状態を作っておく必要があります。

また、太もも前側と股関節の筋肉を伸ばす「ストレッチ」も、反り腰の改善に欠かせません。この2つの筋肉は、骨盤の前傾が続くと縮こまってしまい、気づくと伸ばしにくくなっています。ですから、この部分をよく伸ばすことは、骨盤を立てやすくするためにとても重要です。

反り腰改善プログラム

3つ行えばOK！

反り腰を改善するためには、前傾している骨盤を立て、その状態を常にキープできるようにすることが大切です。

みなさんに実践していただきたいプログラムはたったの3つだけ。すべて行っても、1分かかりません。

- ●お尻を締める（10秒）
- ●太もも前面ストレッチ（10秒×左右1回）
- ●股関節ストレッチ（10秒×左右1回）

できれば、朝起きたらすぐに行うのがおすすめ。こうすることで、反り腰改善スイッチが入り、一日中、正しい姿勢をとりやすくなります。さらに、毎日欠かさず行うことも重要なポイントです。さっそく今日から始めてみましょう！

反り腰改善プログラム 1

朝の 10 秒でスイッチオン！

お尻を締める

ＱＲを読み込めば
動画で動きが確認できます。

**毎朝 1 回、たったの 10 秒行うだけで反り腰が改善！
目を閉じて行うとお尻の筋肉に意識が向き、
力を入れやすくなります。**

1　まっすぐに立つ

つま先を 90 度開いてまっすぐに立つ。

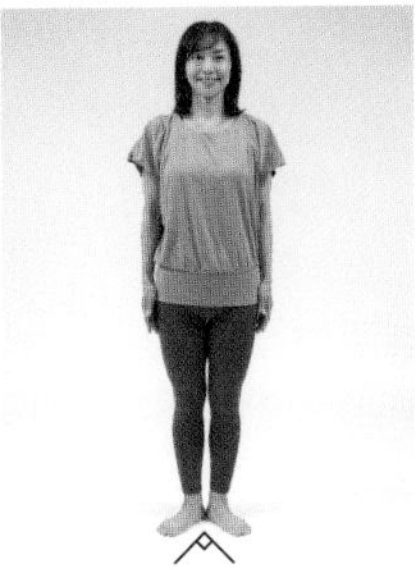

2　お尻を締める

下腹部に両手を当てて目を閉じる。
お尻の穴をギューッと 10 秒締める。
下腹部をペコッとへこませるようなイメージで、呼吸を止めずに行う。

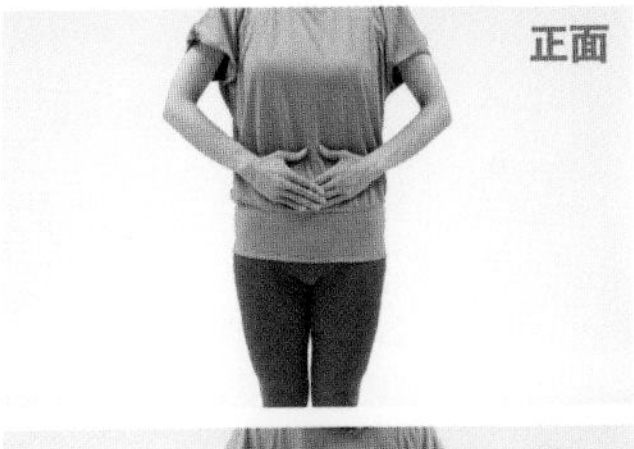

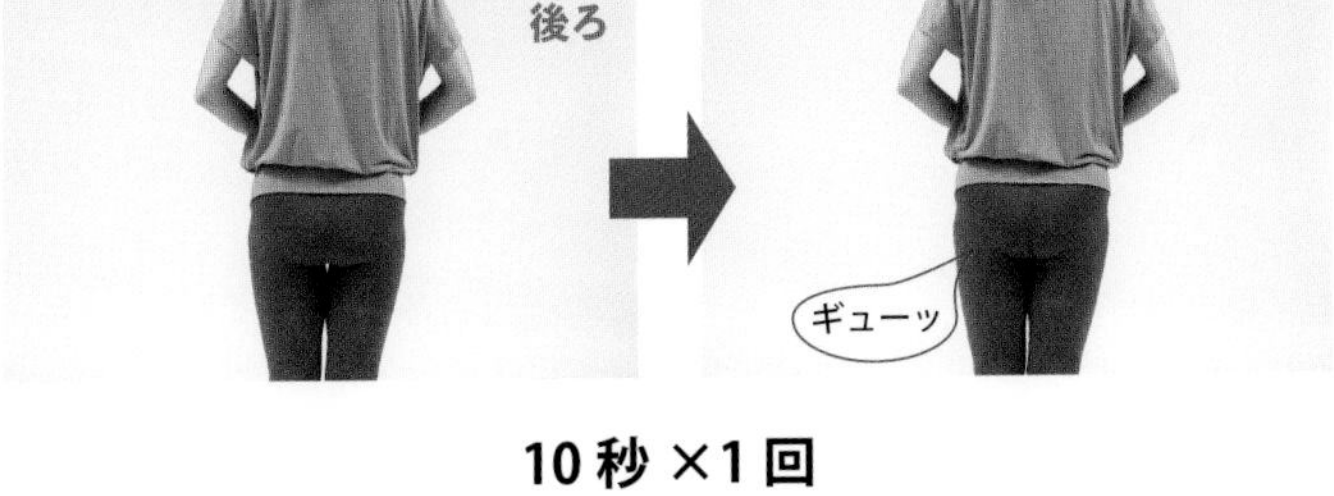

10 秒 ×1 回

反り腰改善プログラム 2

前傾した骨盤を正しい位置へ

太もも前面ストレッチ

QRを読み込めば
動画で動きが確認できます。

太もも前側の筋肉（大腿四頭筋）の柔軟性を高めるストレッチです。腰を反らさないように注意しながら、しっかり伸ばしましょう。

1　いすの背もたれをつかむ

まっすぐに立ち、
片手をいすの背もたれにおく。
壁に手をついてもよい。

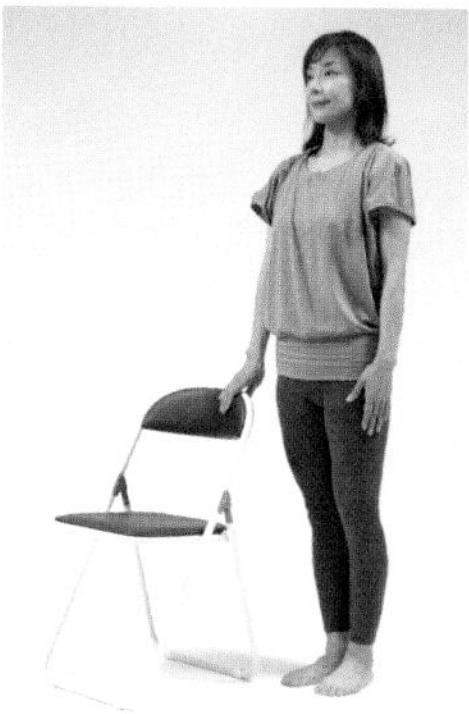

2　片足を後ろに引き上げる

片方のひざを曲げて足の甲を持ち、
後ろに引き上げる。
できるだけお尻に近づけて10秒キープする。
反対側も同様に行う。

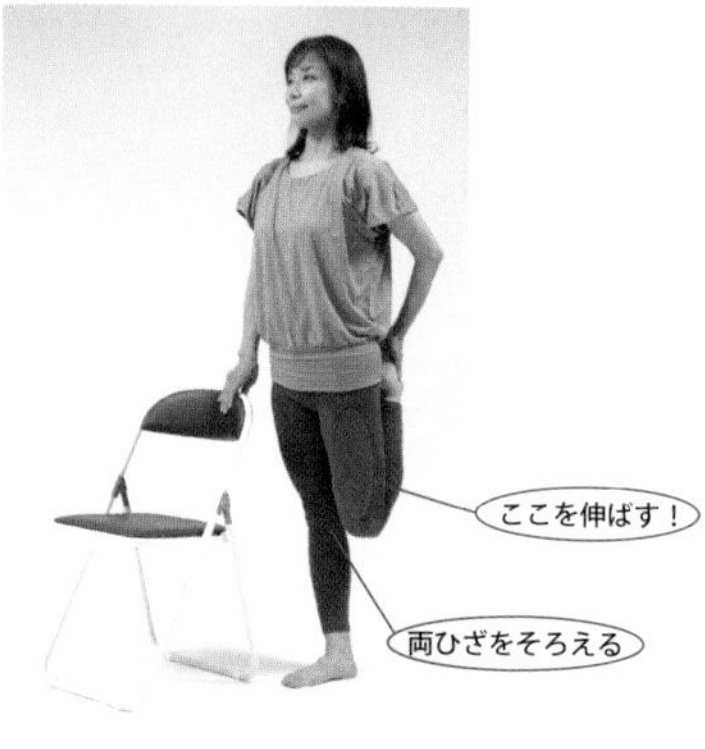

10秒 × 左右各1回

反り腰改善
プログラム 3

骨盤を立てるために欠かせない

股関節ストレッチ

ＱＲを読み込めば
動画で動きが確認できます。

**股関節まわりの筋肉（大腰筋など）を柔軟にして、
骨盤を立てやすくするためのストレッチ。
上半身が前に倒れないように気をつけて。**

1　ひざを曲げて腰を落とす

足を前後に開き、前のひざを 90 度に曲げて腰を落とす。
後ろのひざは床につき、タオルなど敷く。両手は前のひざに重ねる。

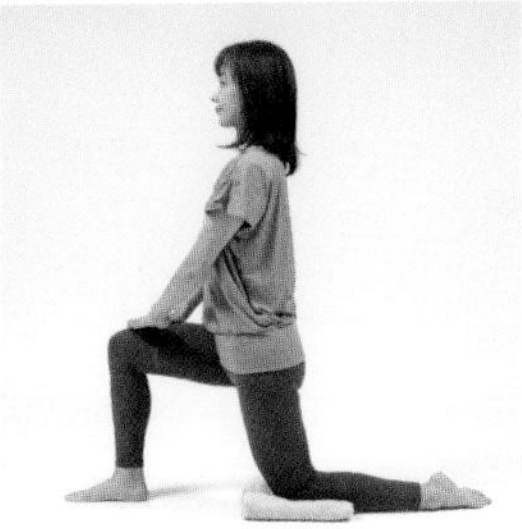

2　体重を前にかける

背すじを伸ばしたまま体重をゆっくりと前にかけ、
後ろの股関節を伸ばして 10 秒キープする。
反対側も同様に行う。

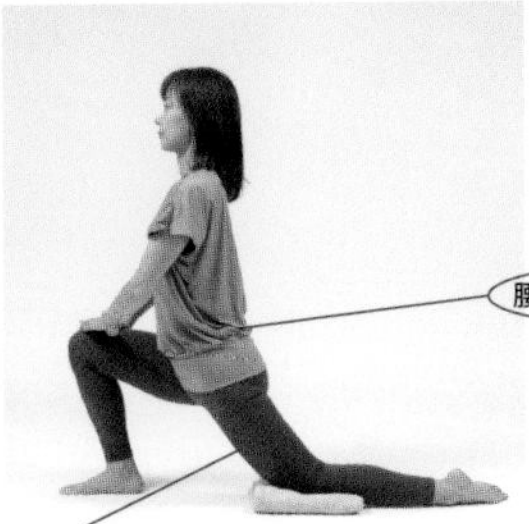

10 秒 × 左右各 1 回

自分でチョイス！

症状別改善プログラム

反り腰が原因で起こる症状は、人によってさまざまです。腰や背中、首などに痛みを感じる場合もあれば、おなかがぽっこり出たり、巻き肩になったりするなど、見た目に影響が出たりする場合もあります。一見、関係がないように思われがちですが、外反母趾や尿漏れに悩むケースも少なくありません。

そこで、反り腰からくるさまざまな症状を緩和するための、簡単なプログラムをご紹介します。自分の症状に当てはまるものをチョイスしてみてください。

このプログラムをするだけで、反り腰が改善するわけではありません。「反り腰改善プログラム」（P48～51）とセットで行いましょう。それぞれ1日1回、10秒行うだけで、効果を実感できるはずです。

症状別改善
プログラム　1

筋肉ほぐして痛みを緩和

腰痛

QRを読み込めば
動画で動きが確認できます。

腰痛の症状が出ている人は、ウエストまわりの筋肉（腹斜筋、腰方形筋など）が硬くなっている場合が多いので、筋肉をつかむようにほぐして。

1　ウエストに手を当てる

手をＬ字にし、親指が背中側にくるように
ウエスト（腰骨と肋骨の間）に当てる。

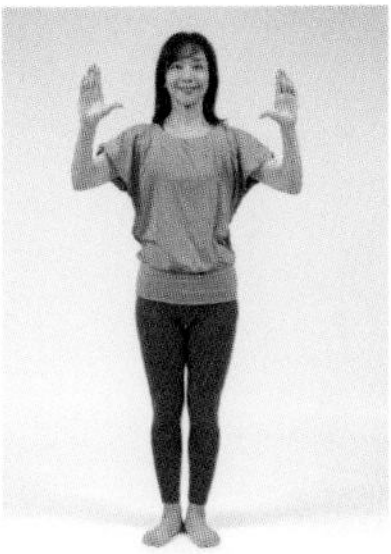

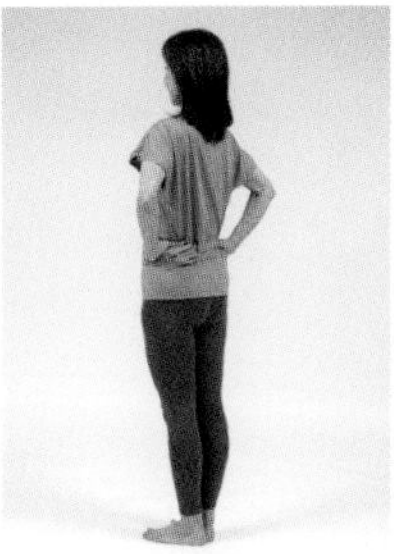

2　１分もみほぐす

手で筋肉をつかむようにして、
１分もみほぐす。

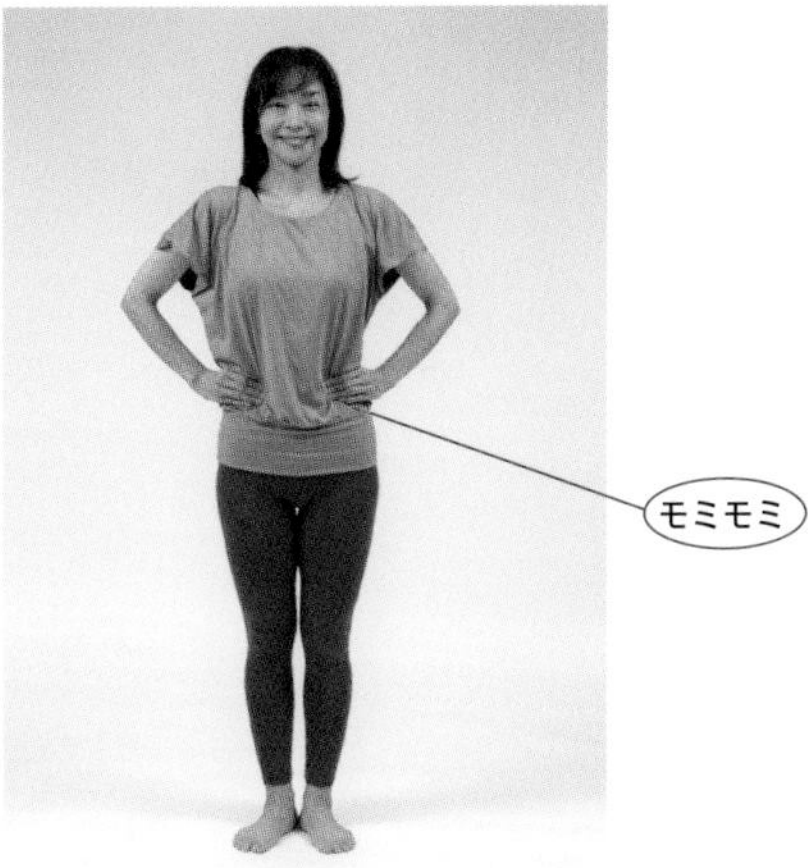

１分

症状別改善
プログラム 2

おなかを引っ込める習慣づくり

ぽっこりおなか

QRを読み込めば
動画で動きが確認できます。

**ぽっこりと出たおなかは、両手で押し込んで収納しましょう。
続けることで、おなかの筋肉が刺激され、
引っ込めた状態をキープしやすくなります。**

1　おなかに手を当てる

ぽっこり出たおなかに両手を当てる。

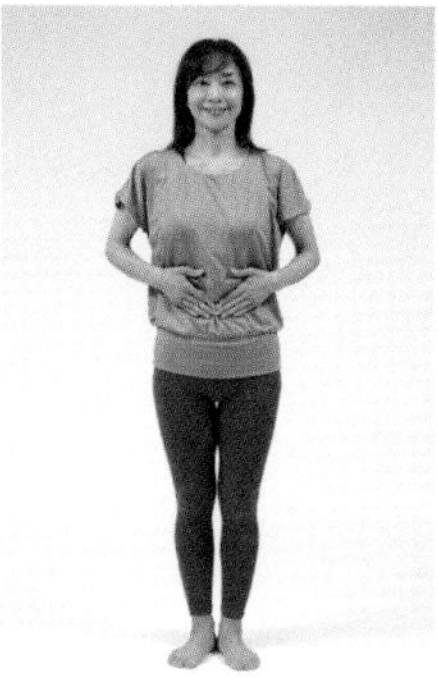

2　おなかの肉をしまい込む

両手でおなかの肉を中心に寄せ、
へその奥にしまい込むようなイメージで、
息をフーッと吐きながら10秒押し込む。

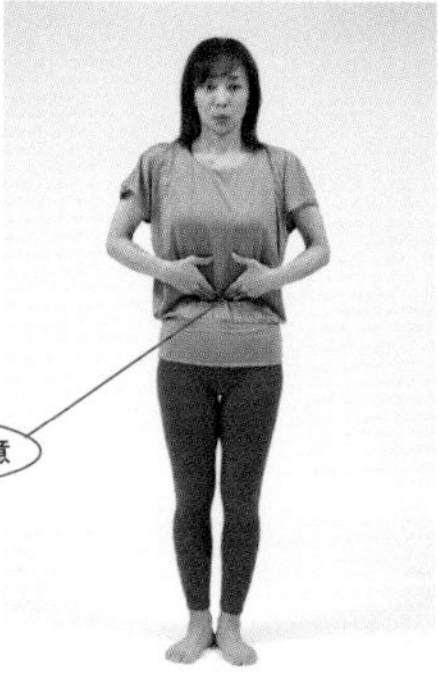

前かがみにならないように注意

10秒

症状別改善プログラム ３

腰まわりの負担を取り除く
出っ尻

ＱＲを読み込めば
動画で動きが確認できます。

**出っ尻の人は、常に腰まわりの筋肉に負担がかかっています。
仙骨にタオルを当ててあおむけになることで、
腰の緊張をゆるめることができます。**

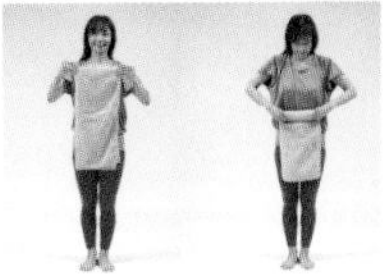

【タオルの巻き方】
バスタオルを半分に折り、
同じ方向にさらに半分に折ってから、
端からきっちりと巻く。

1　仙骨にタオルを当てる

ひざを立てて背中を床につけ、お尻を上げて巻いたタオルの上に仙骨（お尻の割れ目の少し上）を当てる。

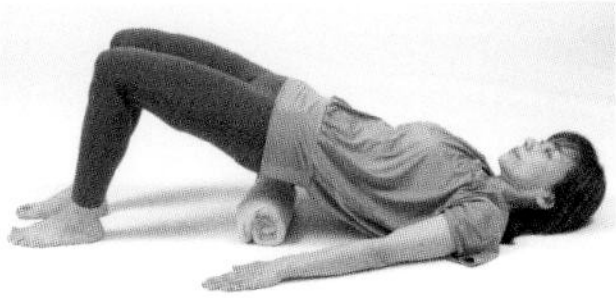

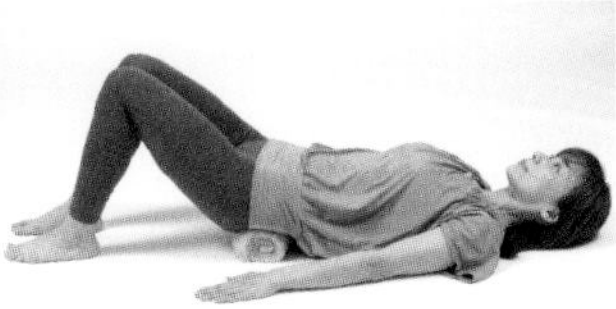

2　あおむけになる

お尻を下げてひざを伸ばし、全身の力を抜いて 30 ～ 60 秒キープする。

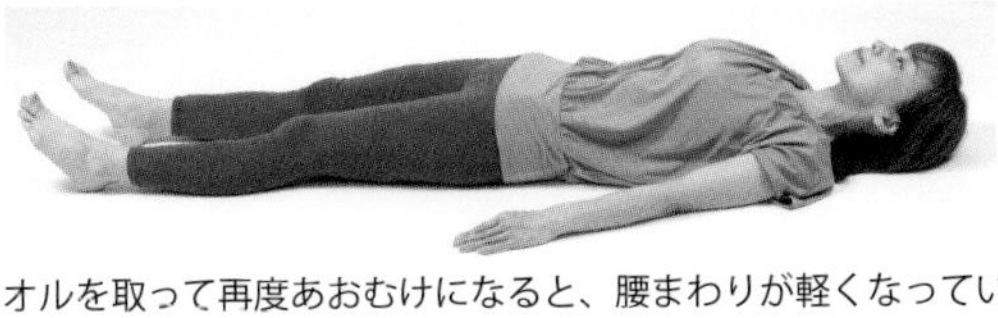

タオルを取って再度あおむけになると、腰まわりが軽くなっているはず！

30 ～ 60 秒

症状別改善プログラム 4

QRを読み込めば
動画で動きが確認できます。

背中のコリを解消！

猫背＆背中の痛み

反り腰の人の多くは猫背で、
同じ姿勢が続くと背中に痛みを感じる場合も。
背中にタオルを入れて腕を伸ばすことで、
背中を気持ちよく伸ばすことができます。

1 背中にタオルを当てる。

ひざを立てて座り、巻いたタオルを背中
（腰と肩甲骨の間あたり、みぞおちのウラくらい）に当てる。

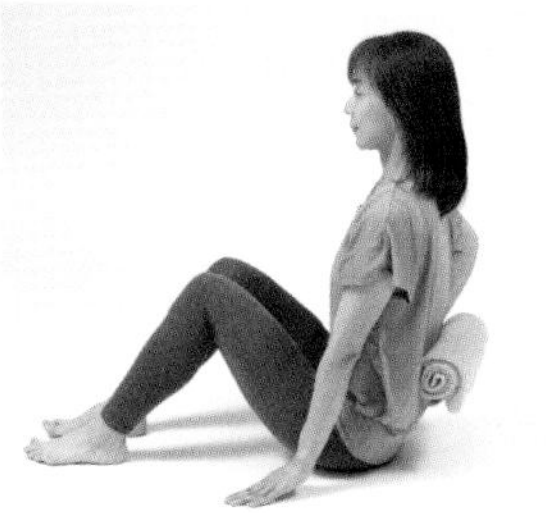

2 あおむけになる

ひざを伸ばしてあおむけになり、
腕を頭の上に伸ばす。
全身の力を抜き、そのまま 30 ～ 60 秒キープする。

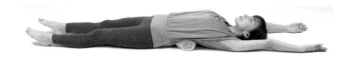

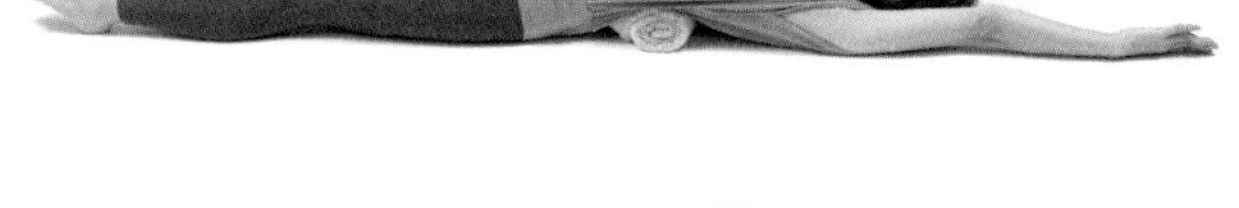

30 ～ 60 秒

症状別改善プログラム 5

胸を伸ばして肩を開く

巻き肩

QRを読み込めば
動画で動きが確認できます。

両肩が前に入り、背中が丸まっている人は、
胸の筋肉が硬くなっています。
壁を使い、肩のつけ根〜胸の筋肉をストレッチしましょう。

1　壁にひじをつけて立つ

壁に向かって立ち、片方のひじを壁につける。

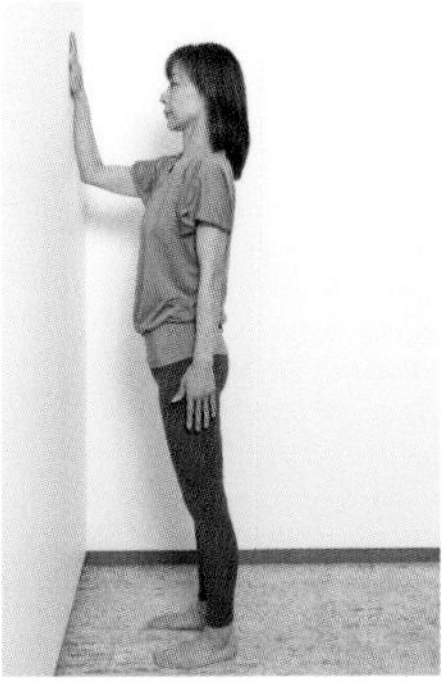

2　体を後ろにひねる

壁につけたひじと反対側の足を一歩後ろに引き、
体を後ろにひねって胸の前の筋肉（大胸筋）を
伸ばし、10秒キープする。反対側も同様に行う。

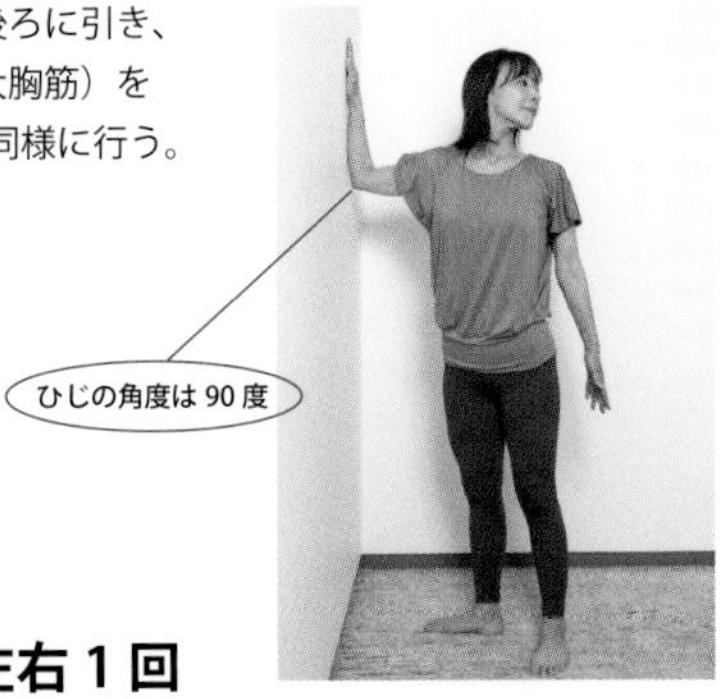

10秒 × 左右1回

症状別改善
プログラム 6

別名「スマホ首」をケア

ストレートネック

QRを読み込めば
動画で動きが確認できます。

首の骨のカーブがなくなるストレートネックは、反り腰の人に多く、首や肩、背中のコリの原因に。首のストレッチをこまめに行うと、首まわりの負担を軽減できます。

頭を後ろに倒す

後方を見るように頭を後ろに大きく倒し、10 秒キープする。

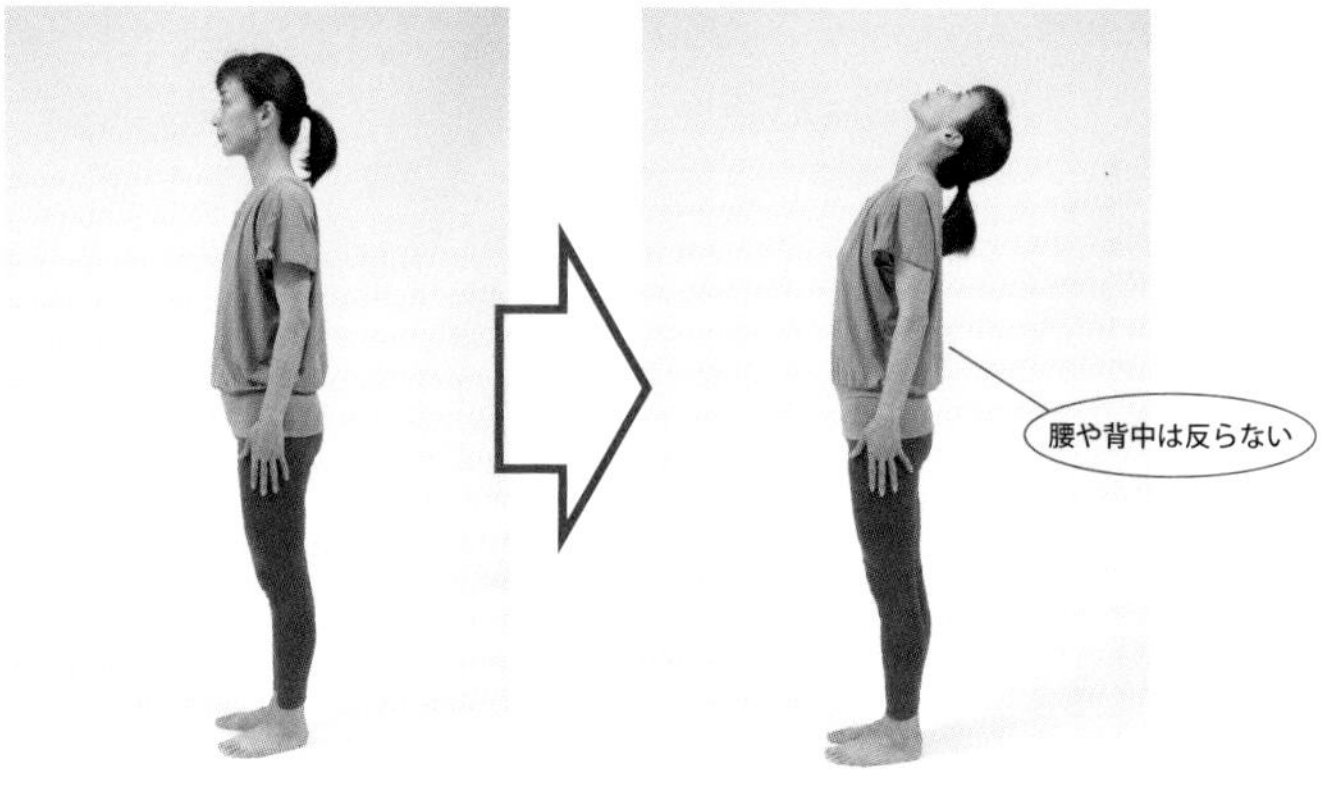

10 秒

症状別改善プログラム 7

頭を引っ込めて正しい位置へ

あごが前に出る

QRを読み込めば
動画で動きが確認できます。

あごを前につき出した猫背ぎみの姿勢は、首や肩に負担がかかります。首を前から後ろへ動かして、頭を正しい位置にのせましょう。

1　顔を前に突き出す

背すじを伸ばして立ち、上体を動かさずに化ををできるだけ前に突き出す。

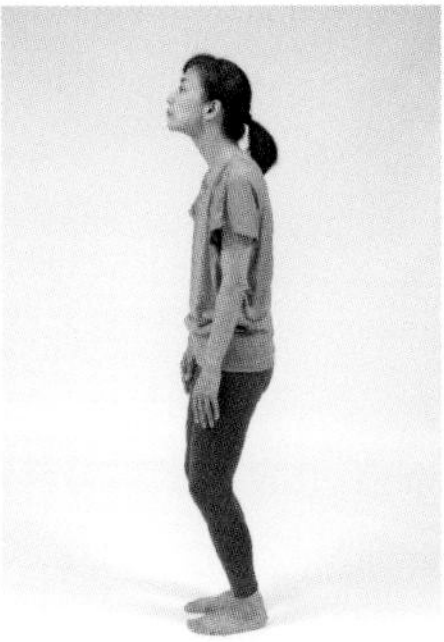

2　頭を正しい位置に戻す

10 秒かけて、耳と肩が一直線の位置まで戻す。

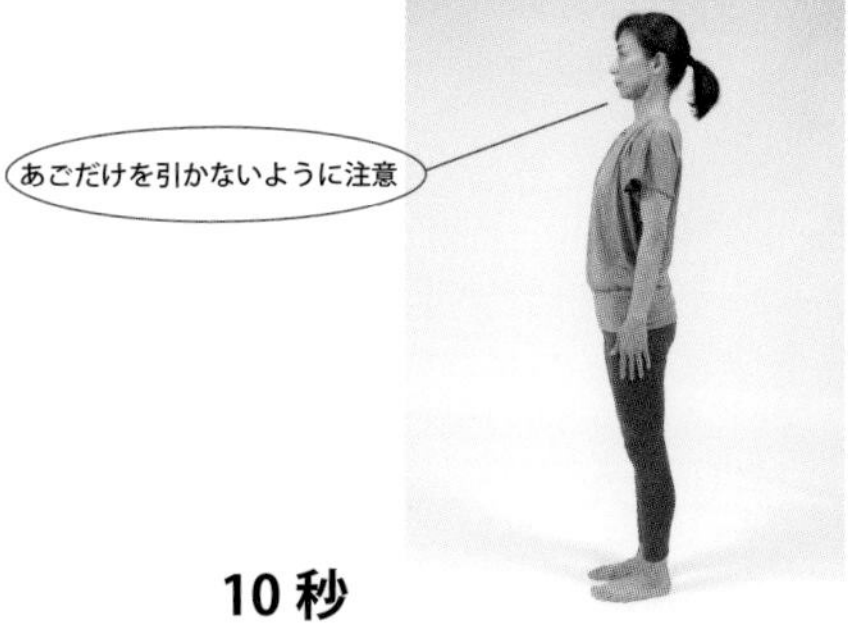

10 秒

症状別改善
プログラム **8**

QRを読み込めば
動画で動きが確認できます。

お尻を締める意識が大事

O脚

反り腰の人は、お尻の筋肉がゆるんでO脚になりがち。
お尻を締め、太ももを外側に回すような意識で両膝をつけ、
O脚を改善しましょう。

1　つま先を外側に開く

つま先をできるだけ外側に開き、
まっすぐに立つ。

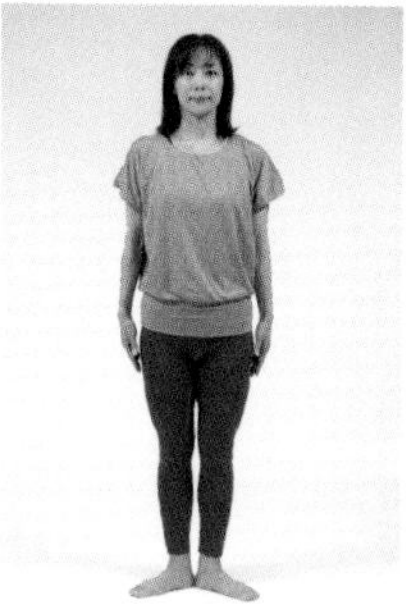

2　両ひざをつける

お尻をギューッと締めながら、
ひざとひざをつけて10秒間キープする。

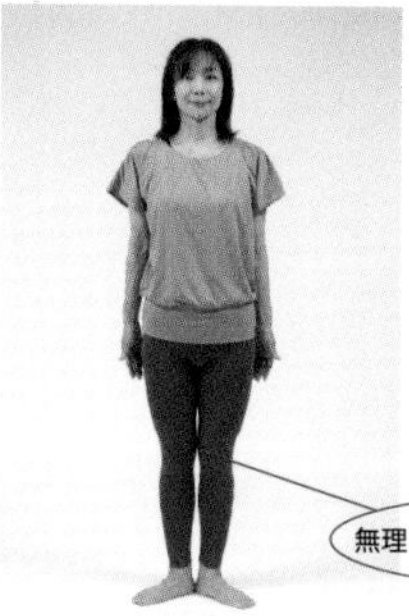

10秒

症状別改善プログラム 9

ＱＲを読み込めば
動画で動きが確認できます。

膝の負担を軽くする
内股

内股の状態が続くと、膝や股関節に負担がかかることも。
膝をしっかり外側に開いて、
内ももの筋肉を伸ばしてケアしましょう。

1　両足を開いて立つ

つま先を外側に向け、
両足を大きく開いて立つ。

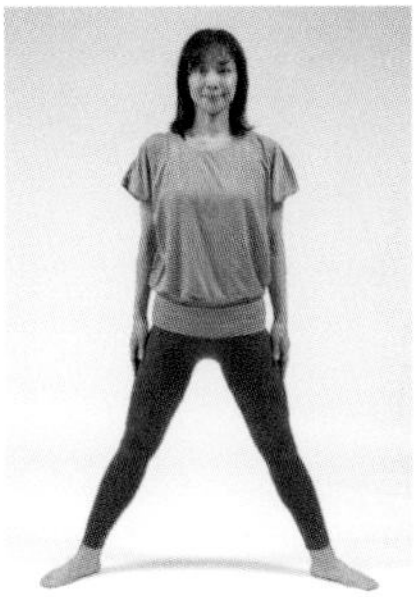

2　ひざを曲げて腰を落とす

ひざの内側に手を当て、
ひざを 90 度に曲げて腰を落とし、
内ももの筋肉を伸ばして 10 秒キープする。

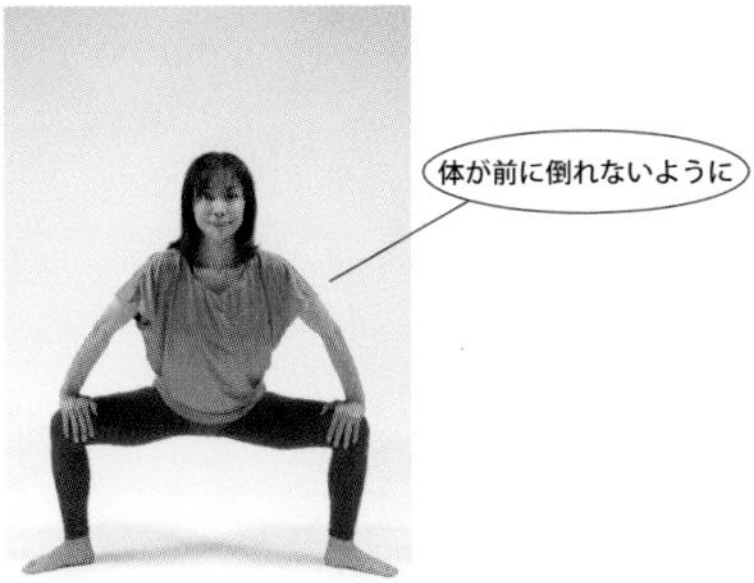

10 秒

症状別改善プログラム 10

プッシュしてやわらげて

膝の痛み

QRを読み込めば
動画で動きが確認できます。

長時間歩いて膝に痛みを感じるのは、反り腰が原因かもしれません。膝のお皿の下をじわ〜っと押して、膝の疲れを解消しましょう。

膝をゆっくり押す

いすに座ってひざを両手で挟み、
膝のお皿の骨（膝蓋骨）の下に親指を当て、
10秒押す。反対側も同様に行う。

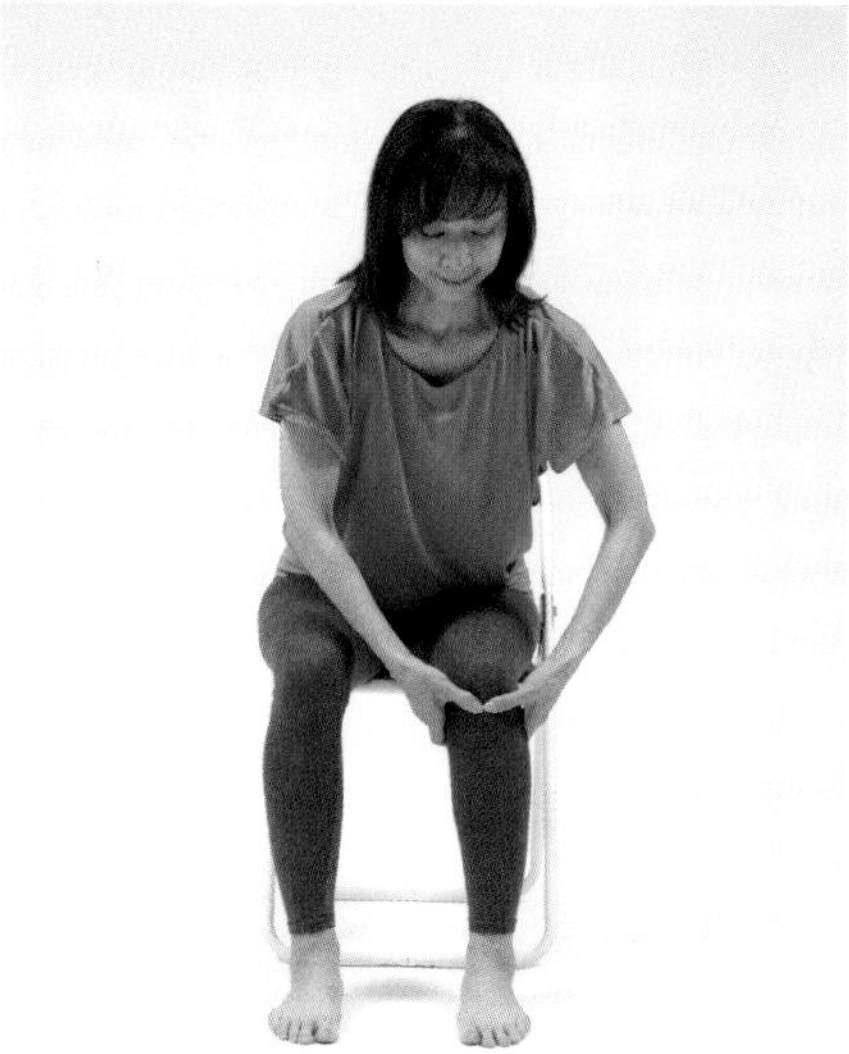

10秒 × 左右各1回

症状別改善プログラム 11

ヒールを履く人は念入りに
外反母趾

QRを読み込めば
動画で動きが確認できます。

**反り腰の状態で歩くと、足の親指に体重がかかって、外反母趾になりやすくなります。
疲れの軽減には、親指のストレッチが効果的です。**

足の親指を伸ばす

いすに座って片足をひざにのせる。
足の親指を反対側の手で上から握り、
手の親指を支点にして手前に倒し、
10 秒キープする。反対側も同様に行う。

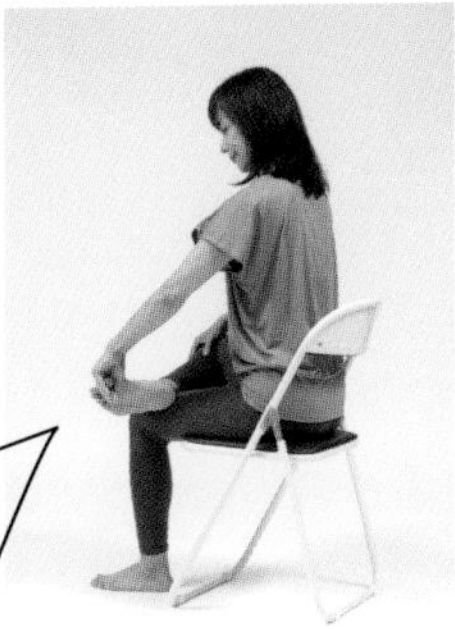

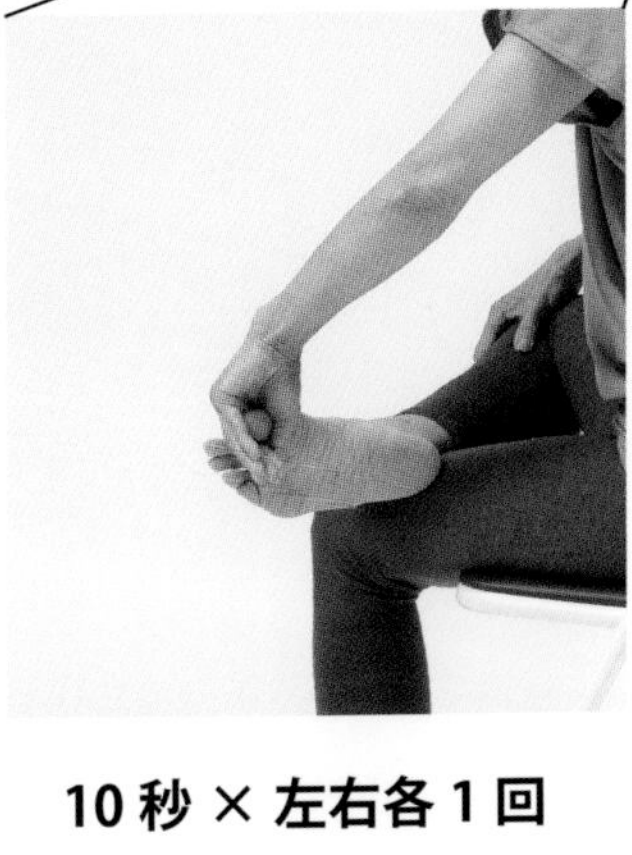

10 秒 × 左右各 1 回

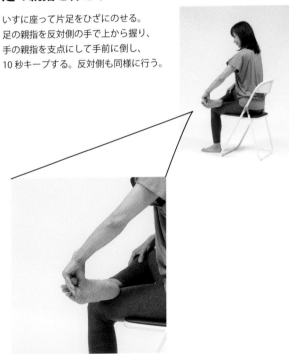

症状別改善プログラム 12

内臓を引き上げて防ぐ

尿漏れ

QRを読み込めば
動画で動きが確認できます。

尿漏れは、反り腰による内臓下垂によって起こることがあります。下がった内臓を持ち上げ、膀胱が圧迫されるのを防ぎましょう。

1　下腹部に手を当てる

四指が下になるように、
両手で下腹部を押さえる。

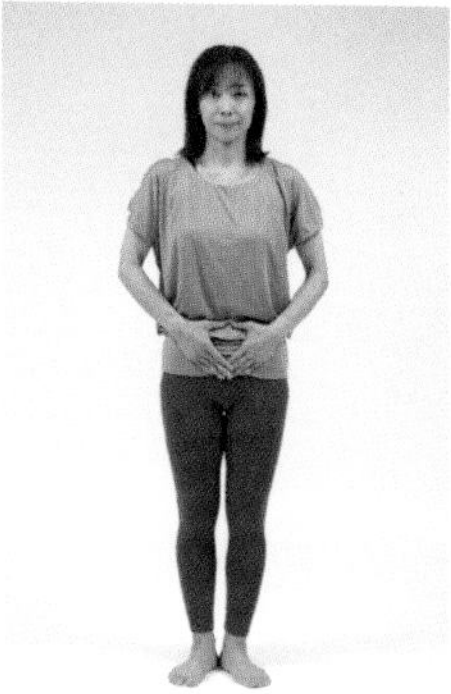

2　下腹部を持ち上げる

お尻をギューッと締め、
四指に力を入れて下腹部を持ち上げ、
10秒キープする。

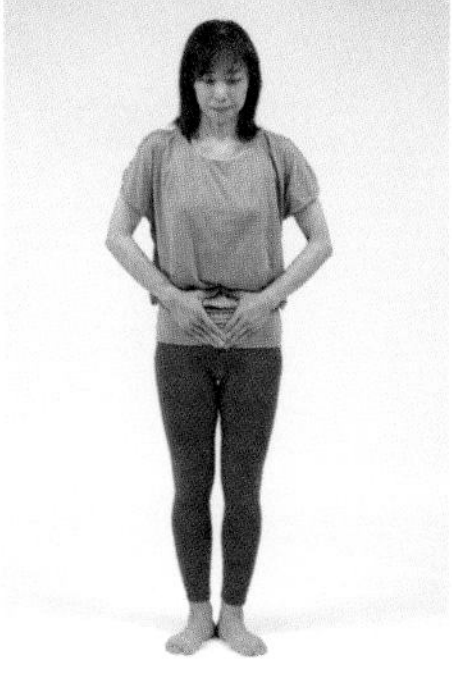

10秒 × 左右各1回

反り腰改善の総仕上げ

整体ウォーキング

「反り腰改善プログラム」（Ｐ48～51）を続けて骨盤を立てやすい状態をつくり、「症状別改善するプログラム」（Ｐ52～64）で、反り腰からくる症状を改善したら、正しい姿勢を定着させるための「整体ウォーキング」を取り入れましょう。

このウォーキングは、その名の通り「整体」のために行うので、汗をかくまで長い時間行う必要はありません。「お尻押さえウォーク」「おなか押さえウォーク」「だら～んウォーク」の３つのウォーキングを、それぞれ１分ずつ、続けて行います。

スーパーに買い物に行ったり、通勤のために駅に向かったりするなど、毎日何かしら外に出る機会があると思いますが、そのときの歩き出し３分に組み込むのがおすすめ。脳と体に正しい姿勢を定着させましょう。

整体
ウォーキング 1

歩きながらお尻の筋肉をチェック！

お尻押さえウォーク

QRを読み込めば
動画で動きが確認できます。

まずは、歩くときにお尻にしっかり力が入っているかを意識しながら、1分歩きましょう。
いつもより歩幅を広くして歩くのがポイントです。

お尻を押さえて歩く

両手でお尻を押さえ、
お尻の筋肉を意識しながら、
いつもより３㎝歩幅を広くして１分歩く。

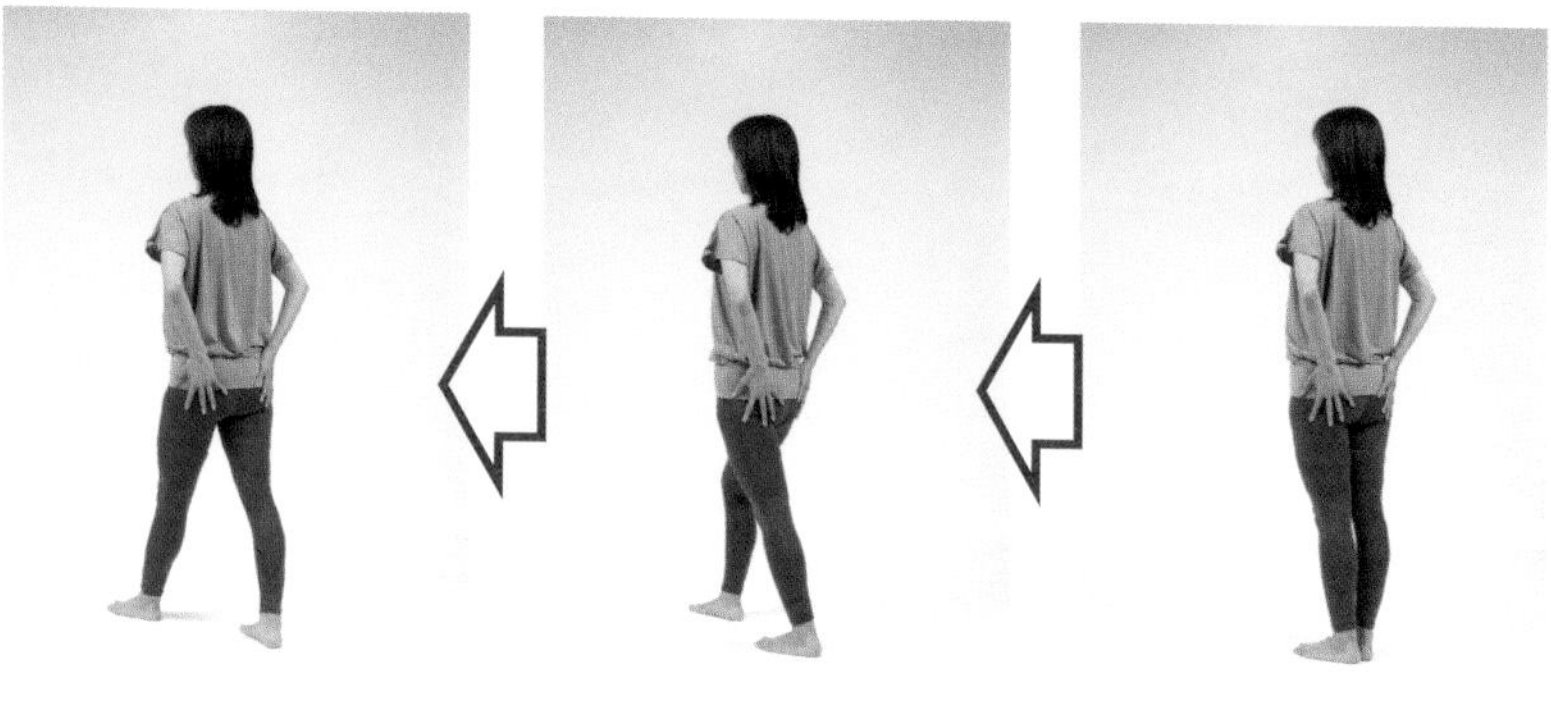

１分

整体ウォーキング ２

歩きながら下腹を持ち上げて

おなか押さえウォーク

ＱＲを読み込めば
動画で動きが確認できます。

**続いて、下腹を押さえながら１分歩きましょう。
少し持ち上げるような意識で歩くと、
おなかに力が入りやすくなります。**

下腹を押さえて歩く

両手で下腹を押さえて少し持ち上げながら、
いつもより３㎝歩幅を広くして１分歩く。

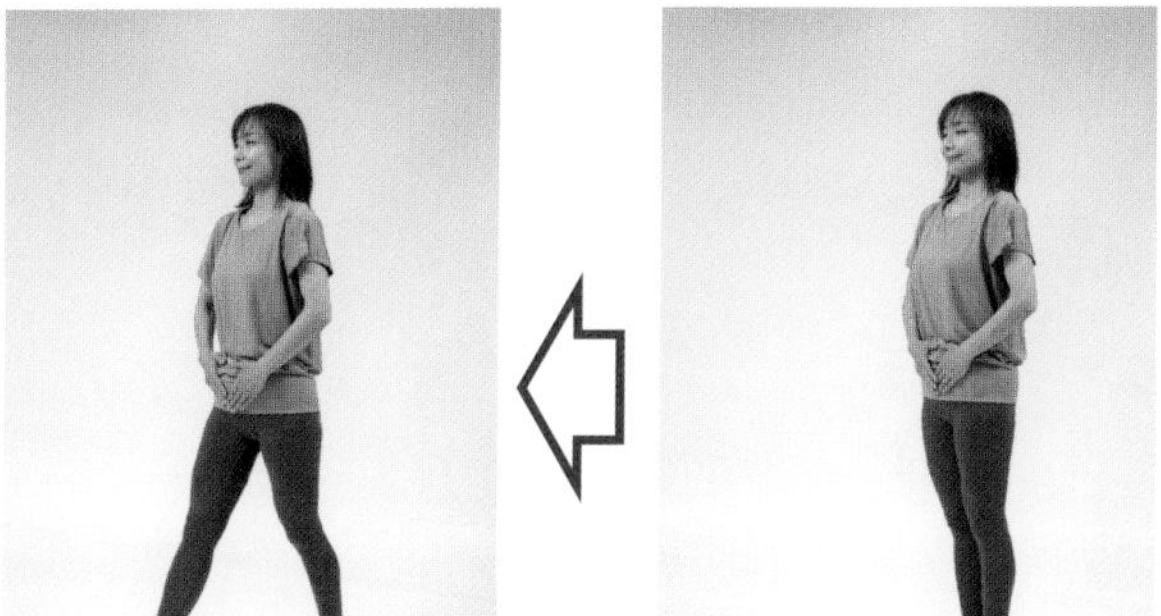

１分

整体
ウォーキング 3

意識せず自然に

だら～んウォーク

QRを読み込めば
動画で動きが確認できます。

**最後に、肩を上げてストンと下ろし、
上半身の力を抜いて大股で歩きます。
意識しすぎると余計なところに力が入ってしまうので、
自然に歩きましょう。**

力を抜いて大股で歩く

両肩をすくめてストンと落として肩の力を抜き、
上半身をだら～んとして大股で１分歩く。
そのまま家のまわりをウォーキングしても OK。

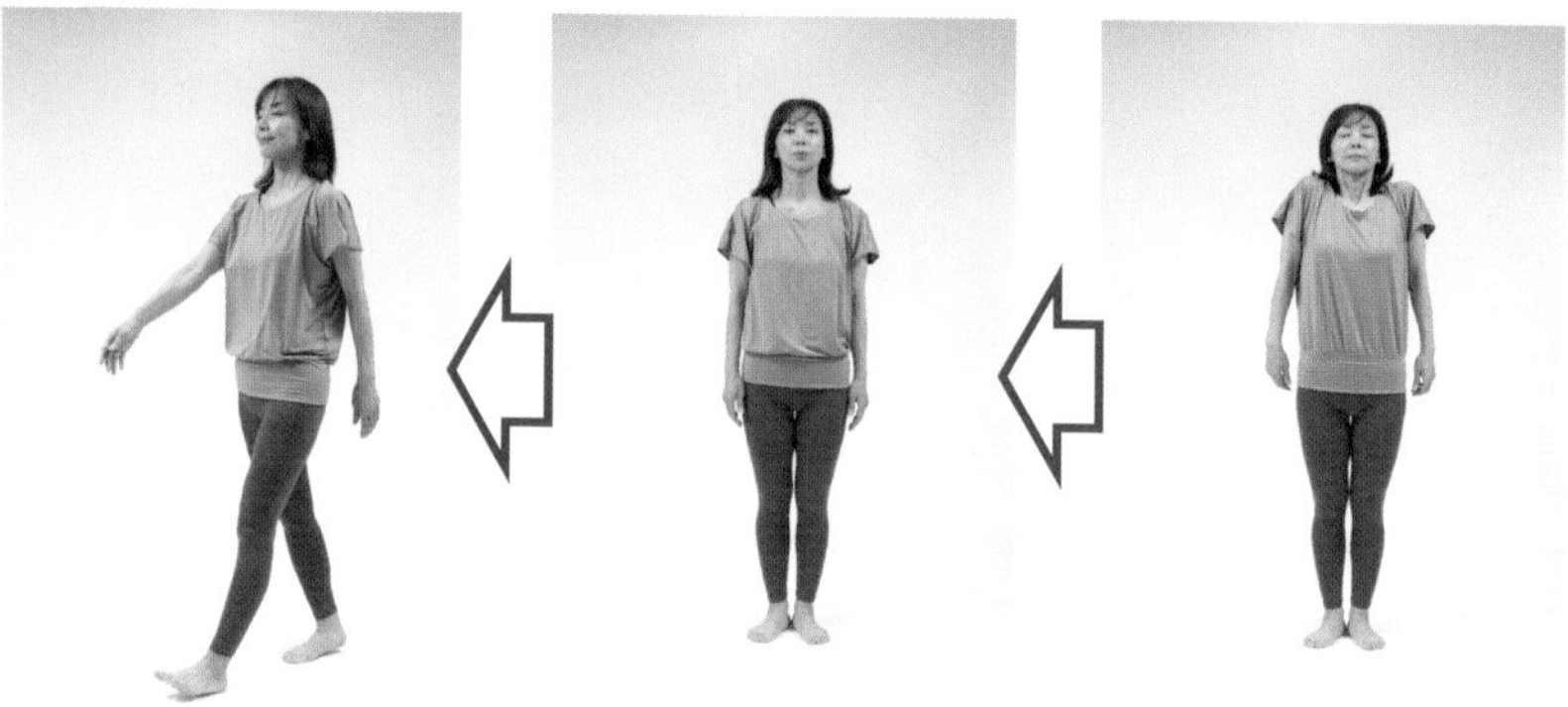

1分

第4章

反り腰の改善方法

生活習慣編

第3章で紹介した「反り腰改善プログラム」や「整体ウォーキング」に加えて、生活習慣を見直すことで、反り腰を改善することができます。一日の行動を思い出し、「意識すべきこと」を取り入れてみましょう。

毎日のちょっとした意識が、反り腰改善につながる！

朝起きてから夜寝るまで、どんな姿勢で過ごしていますか？　無意識にラクな姿勢で過ごしている人が多いのではないでしょうか。

例えば、朝起きて、背中が丸まったまま動くと、骨盤が前傾して固まったままになります。通勤や通学の際には、背中を丸めてちょこちょこ小股で歩くようになります。さらに、デスクワークが長い人は、座りっぱなしの姿勢が続くと、骨盤が前傾したままになってしまいます。そして、そのまま眠ってしまったら……、反り腰はさらに進んでしまうでしょう。

反り腰は、毎日の習慣によってつくられます。逆にいうと、毎日のちょっとした行動を変えれば、反り腰は改善することができるのです。

P71からの「生活見直しプログラム」を参考にして、できるところから取り組みましょう。

生活見直しプログラム1

起床時

太陽の光を浴びてシャキッと！

寝ている間に固まった姿勢を、起き上がるとともにリセットしましょう。ゆっくり立ち上がって体を伸ばすだけで、よい姿勢を習慣づけることができます。

NG

【現状】　背中が丸まった状態で起きる

反り腰の人はあおむけに寝るのがつらいため、横向きで丸まって寝る人が多いようです。起きてそのまま何もしないでいると、一日中、悪い姿勢が続いてしまいます。

OK

【意識すべきこと】　股関節を伸ばす

起き上がったらまずはカーテンを開け、

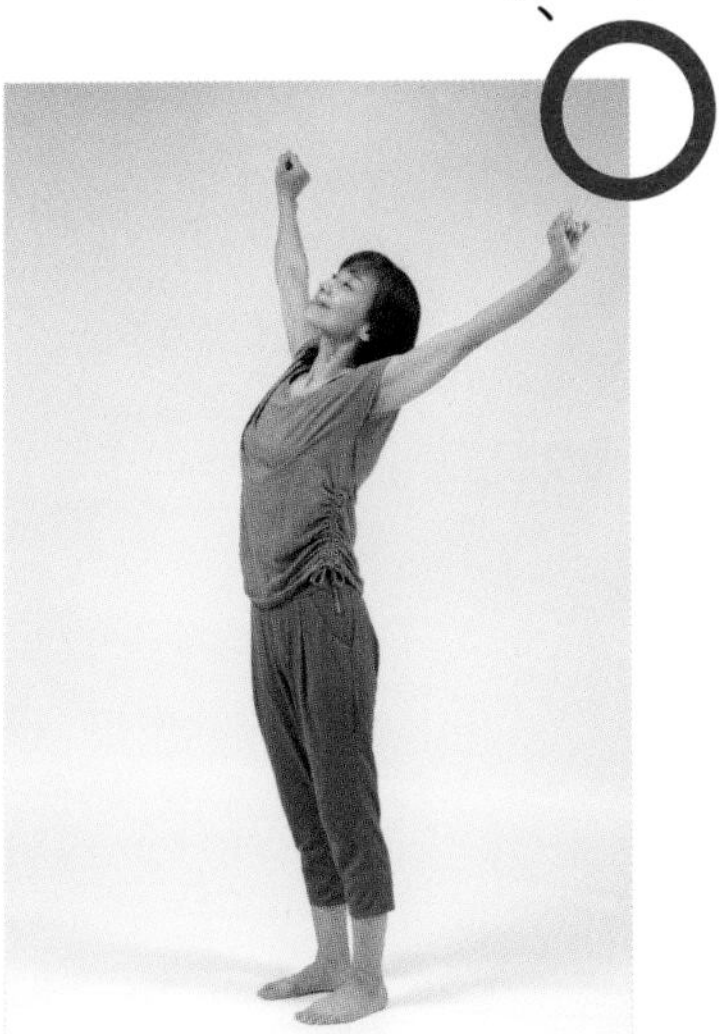

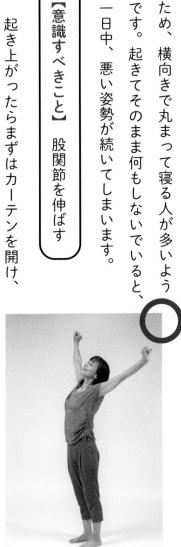

太陽の光を部屋に入れましょう。幸せホルモンと呼ばれるセロトニンが分泌され、脳が活性化します。続いて、両手を上げ、体を10秒程度ぐーんと伸ばします。股関節を伸ばして骨盤を立てるのがポイントです。

生活見直しプログラム2

整体ウォーキングを取り入れて
駅までの移動時

駅まで歩く道を何気なく歩いてはもったいない！
骨盤を立てる意識をしながら歩く整体ウォーキングを取り入れる絶好のチャンスです。

NG

【現状】 小股で歩く

何も意識せずにいると、骨盤が前傾した状態なので、足をちょこちょこ動かす歩き方になります。

OK

【意識すべきこと】　整体ウォーキングをする

歩き出しは「整体ウォーキング」（Ｐ65〜68）をして、骨盤の位置を意識して歩くと、骨盤を立てやすくなります。そのままの姿勢をキープしながら、歩幅を広げて歩きましょう。

×

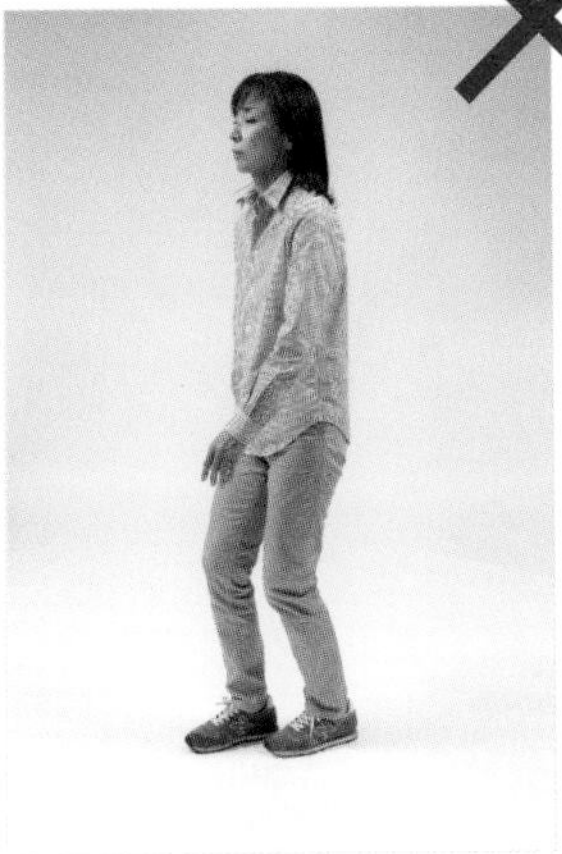

○

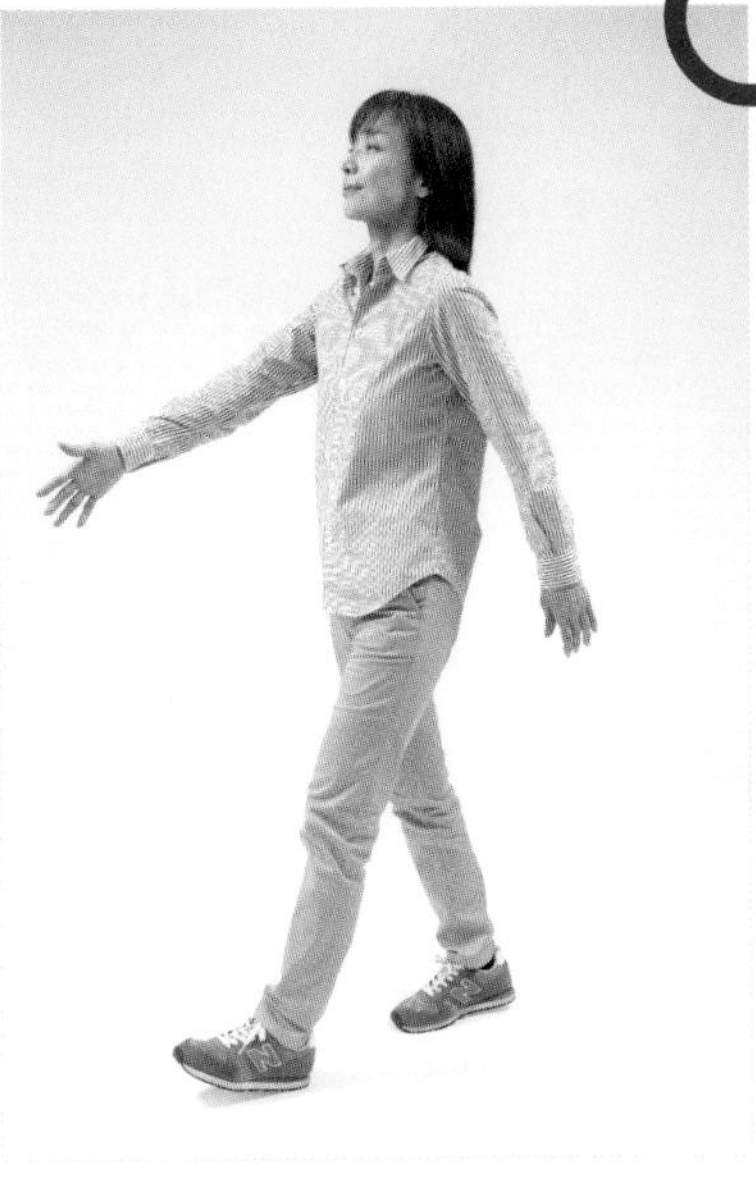

生活見直しプログラム3

お尻を締めて姿勢を意識
電車やバスでの移動時

つり革にだら～んとつかまるのではなく、お尻をギュッと締めて立つことで、反り腰を予防することができます。

NG → OK

NG
【現状】 体重を前にかける

つり革につかまっているときに、前に寄りかかるような姿勢になると、腰の反りがより強くなる可能性があります。

OK
【意識すべきこと】 お尻をギューッと締める

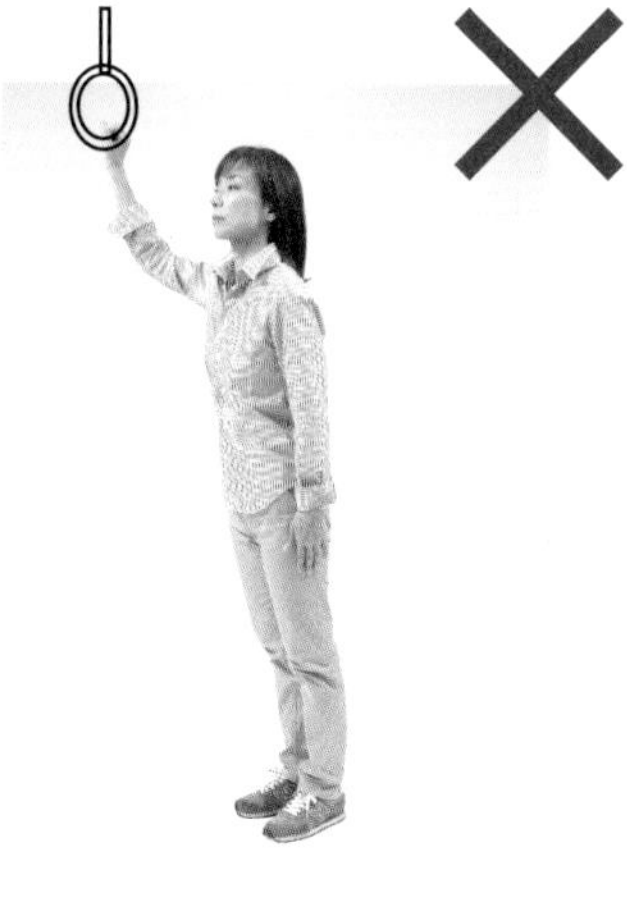

つり革につかまりながらも、それに頼らないようにしましょう。下腹に片手を当てておなかを意識しながら後ろに体重をのせ、お尻の穴に力をギュッと入れて10秒間キープすると、おなかの力が抜けにくくなり、移動中もいい姿勢が保てます。さらに「ウエストもみ」（P53、腰痛改善プログラム）を片方ずつ行うのもおすすめ！

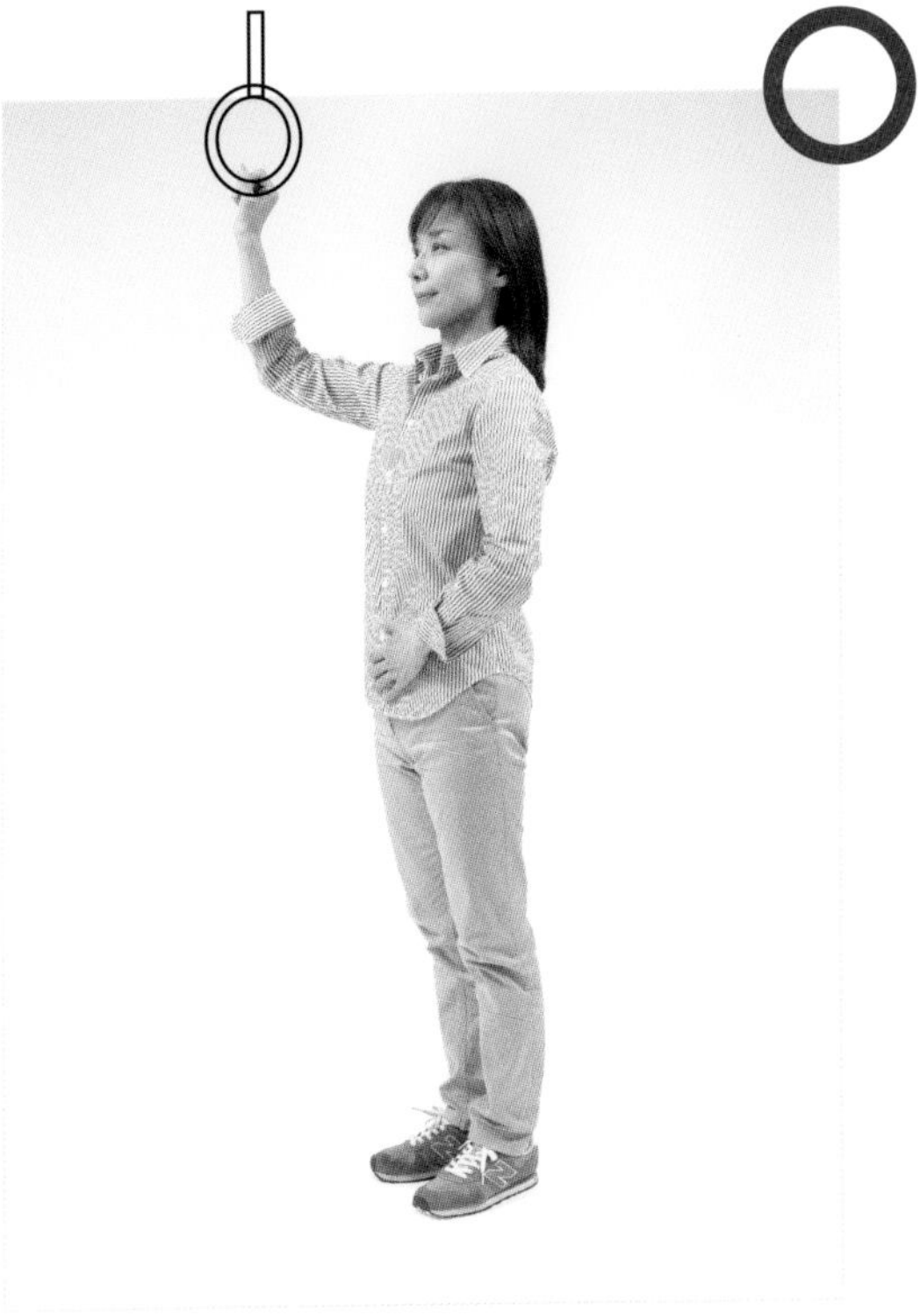

生活見直しプログラム４

腰にタオルを入れてサポート

車の移動時

車の運転が長時間続くと、骨盤を立てた状態を保つのが難しくなります。
そんなときはタオルを活用し、腰の負担を減らしましょう。

NG

【現状】腰が丸まっている

運転している間に、骨盤が後傾して腰や背中が丸まり、腰まわりの筋肉に負担がかかります。

OK

【意識すべきこと】骨盤を立てた状態に

シートと腰の間に丸めたバスタオルを入れると、骨盤が立った状態をキープすることができます。

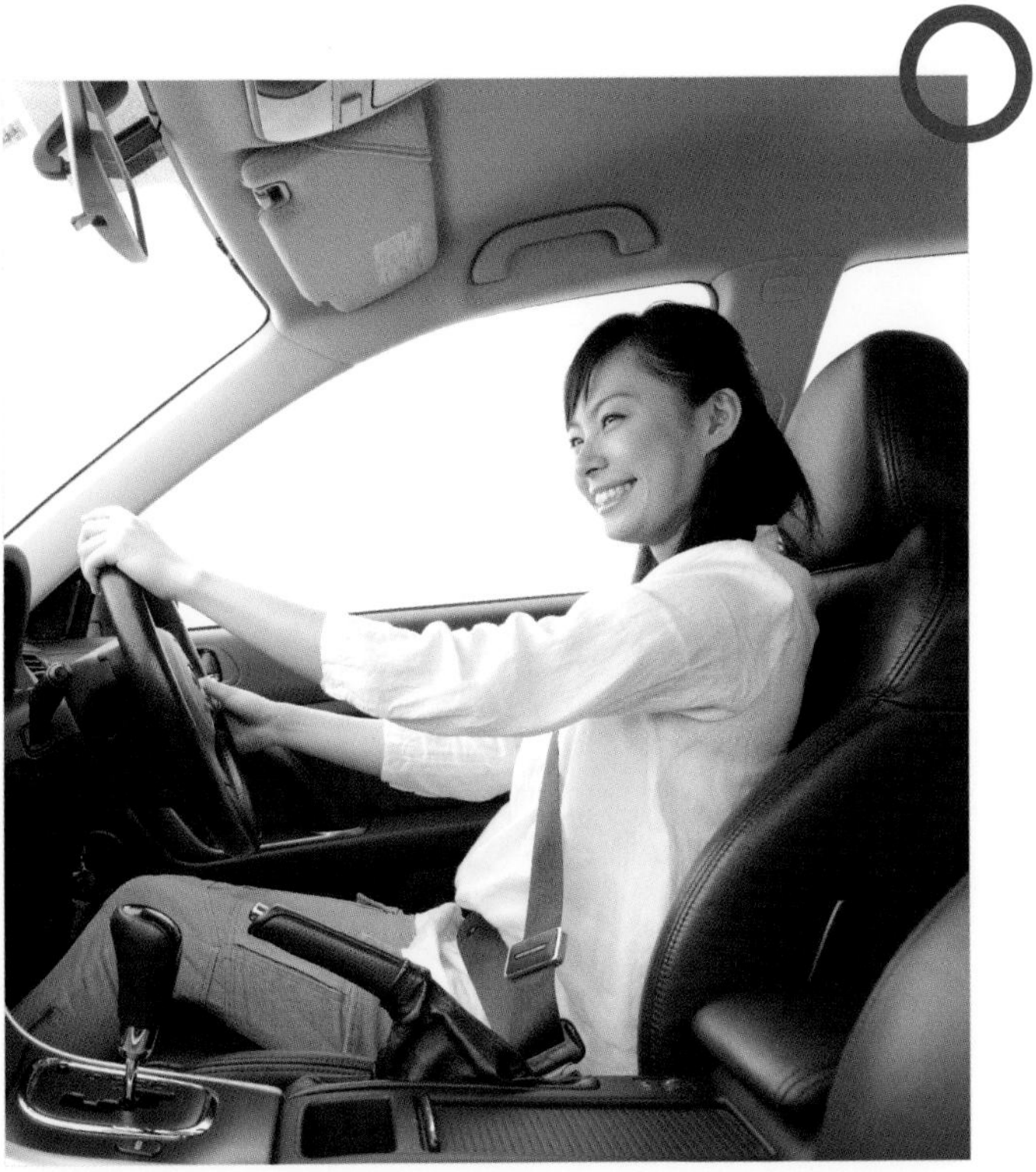

生活見直しプログラム5

作業時間が長い人は要注意

職場のデスクワーク

長時間、骨盤を前傾させたままのパソコン作業が続くと、反り腰を助長させてしまいます。できるだけ骨盤を立てた状態で作業することが大切です。

NG

【現状】　顔を画面に近づける

作業に集中していると、ついついパソコンの画面に顔が近づき、背中が丸まってしまいます。

OK

【意識すべきこと】　両脇を締めて背すじを伸ばす

×

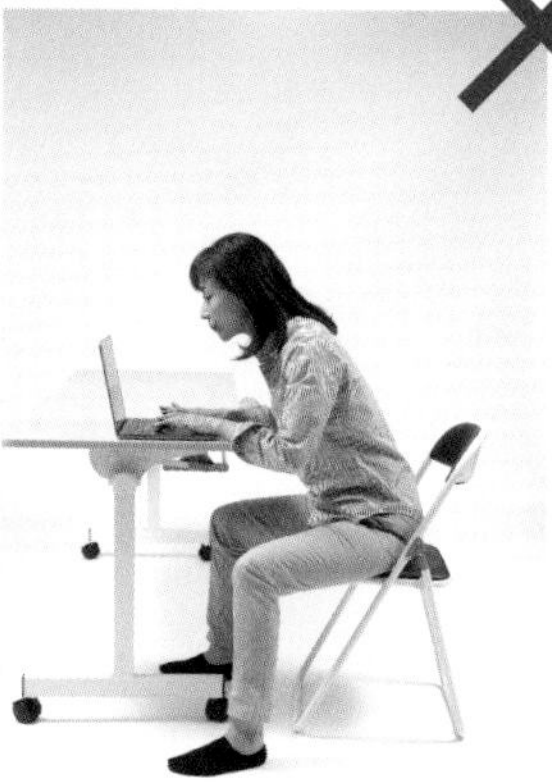

いすに座るときは、お尻の穴を下に向け、両脇を締めてキーボードを打ちます。首の角度に無理がでないように、画面の傾きを調整しましょう。いすの高さを調整できる場合は、座って腕を下に伸ばしたときに、前腕の関節部分がテーブルの縁と合うようにして。

○

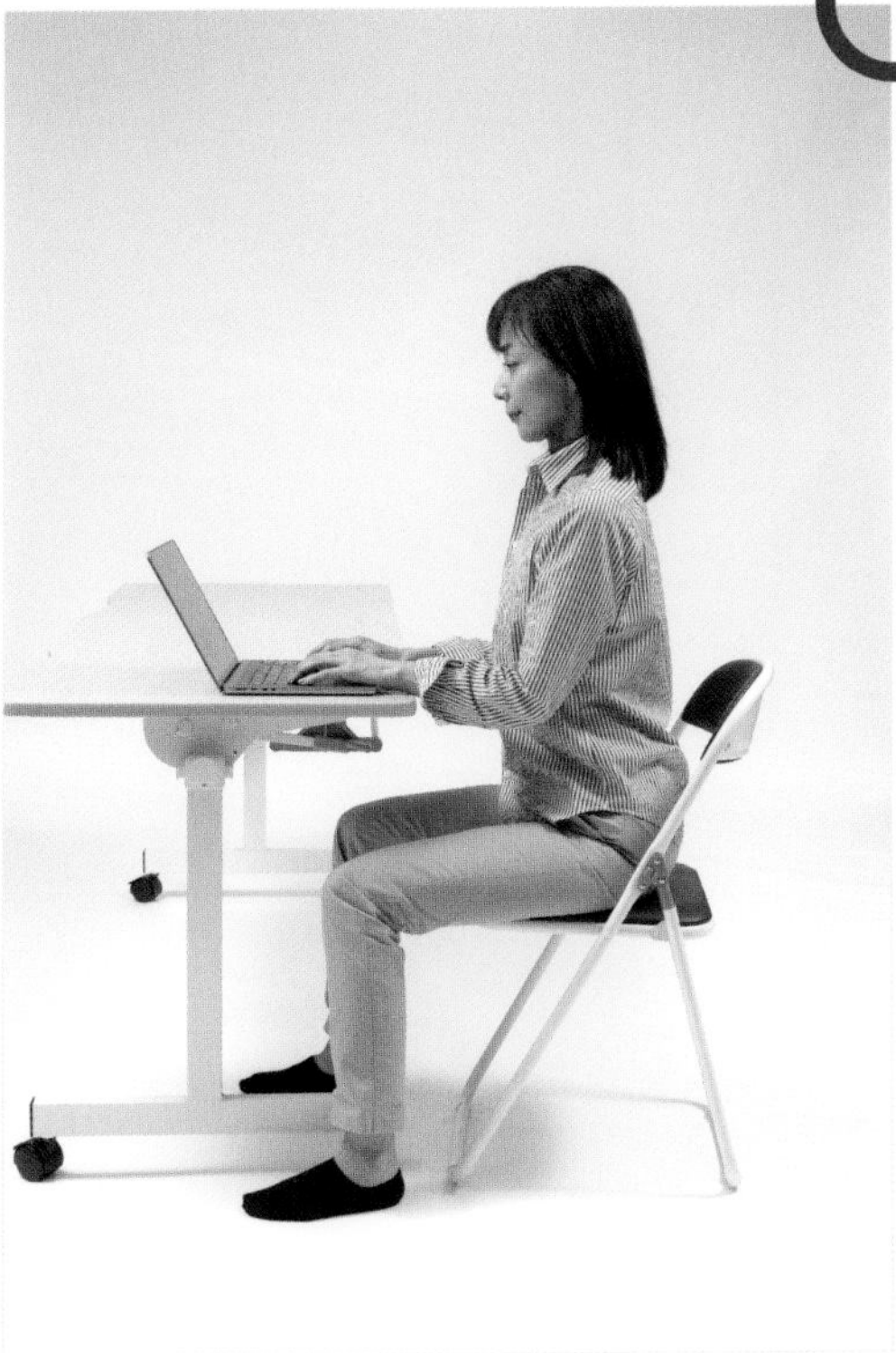

生活見直しプログラム6

家事の時間を有効活用
家事の最中

反り腰予防は、家事の最中の「ながらエクササイズ」でも可能です。お尻を締め、骨盤の向きを意識しながら行うことの積み重ねが改善につながります。

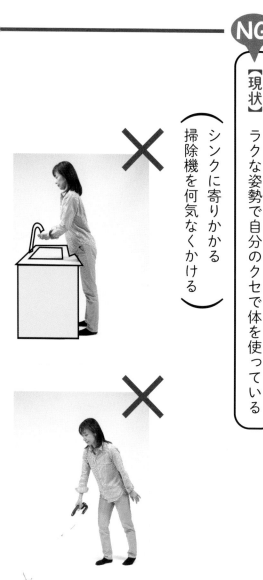

NG

【現状】ラクな姿勢で自分のクセで体を使っている

（シンクに寄りかかる
掃除機を何気なくかける）

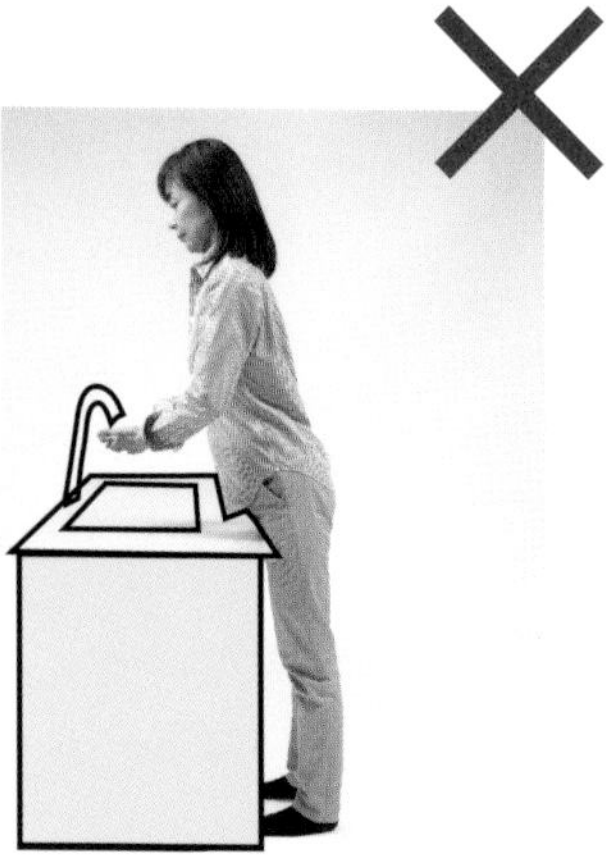

家事をするときは、ほとんどの場合は姿勢を意識することはありません。

OK

【意識すべきこと】お尻を意識して家事をする

（お尻の穴を締めて掃除機をかける
お尻に手を当てて階段をのぼる）

例えば、食器を洗うときや掃除をする際に、お尻をギュッと締めたり、階段を上るときにお尻に手を当てたりするなど、お尻を意識していろいろな家事を行いましょう。

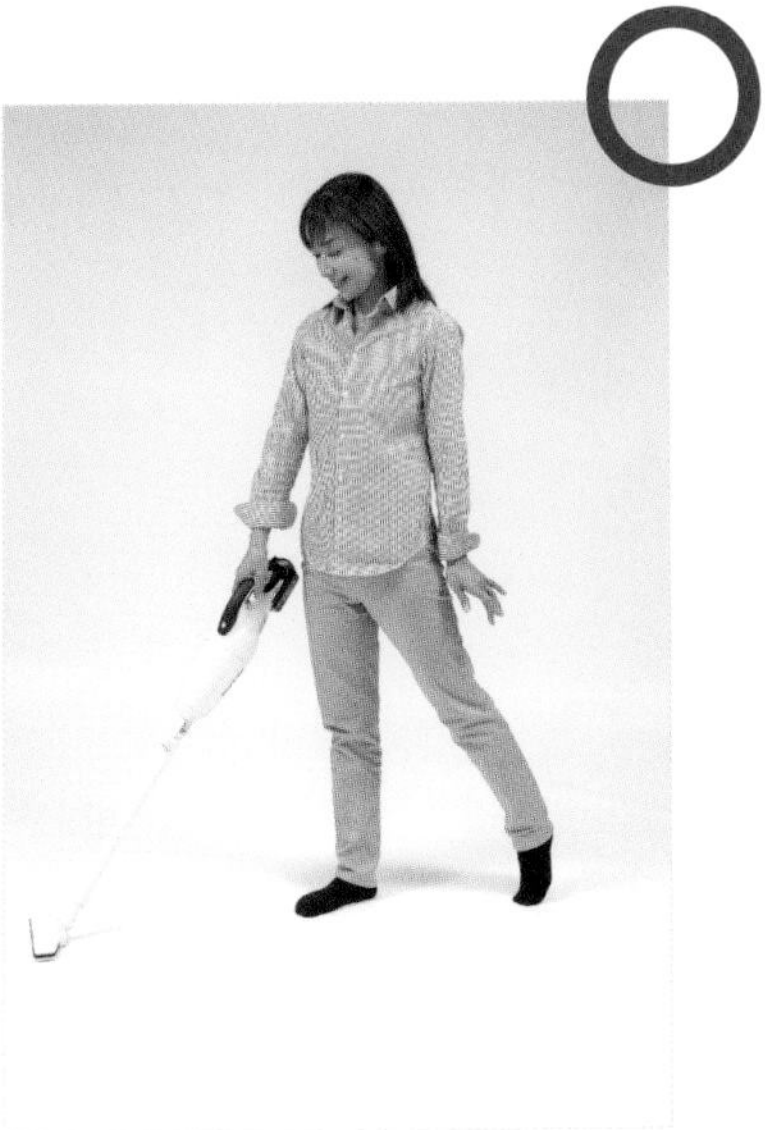

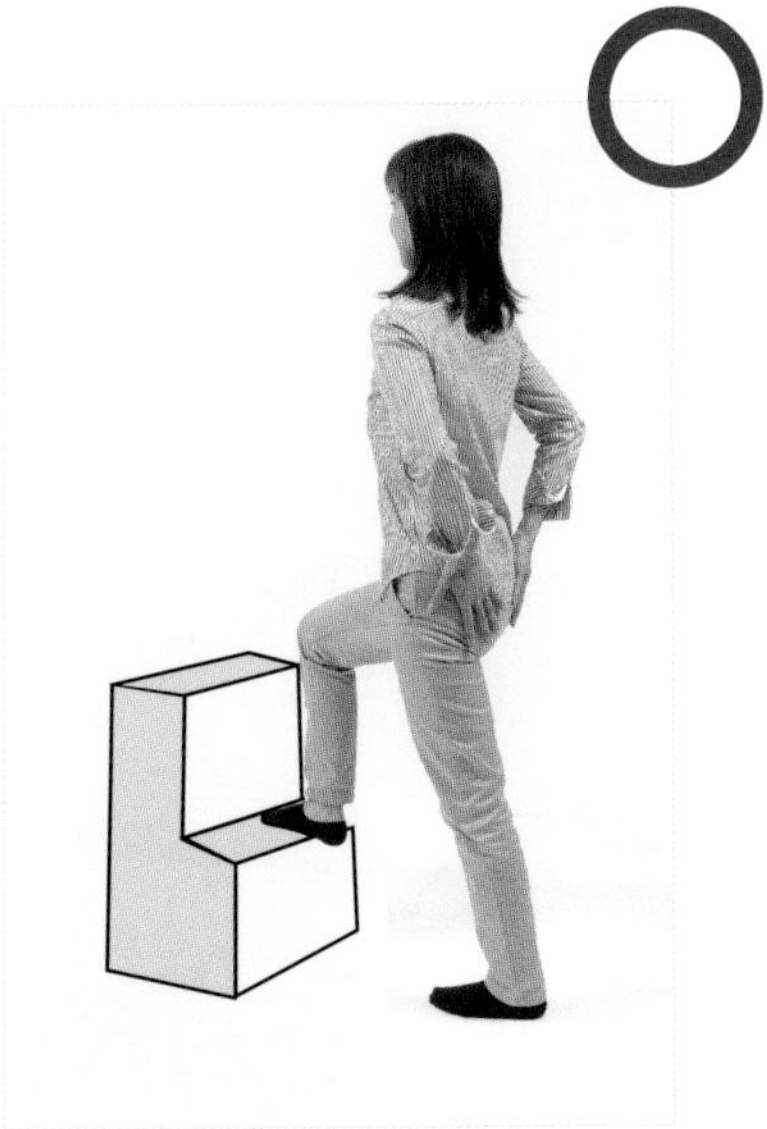

生活見直しプログラム７

無理のない姿勢で過ごして
家でのリラックス時

体に負担がかかる姿勢では、リラックスタイムを楽しむことができません。
体にストレスなく過ごせる位置を見つけることが大切です。

NG

【現状】　無理な姿勢で過ごす

（横になってテレビを見る
うつぶせで本を読む）

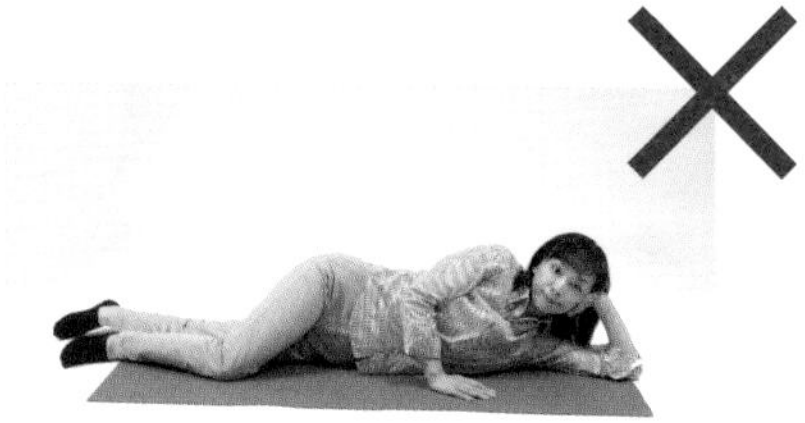

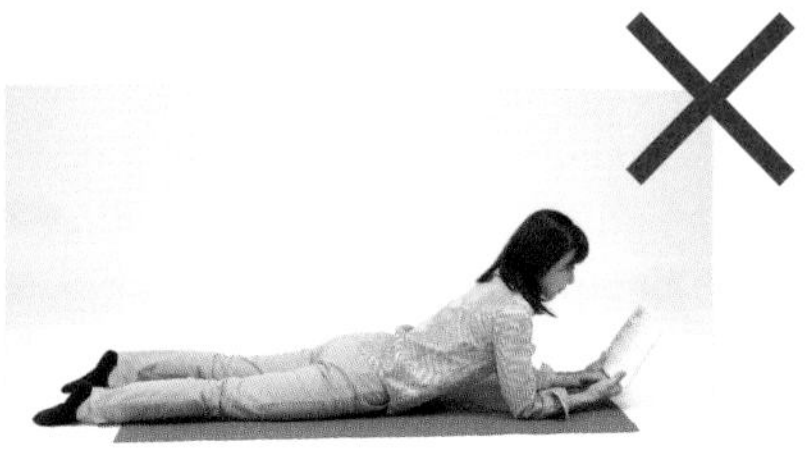

テレビを見たり、本を読んだりするとき、自分はラクな姿勢でいるつもりでも、首は腰などに無理がかかっている場合があります。

OK

【意識すべきこと】 姿勢に気をつける

目線の高さにテレビを合わせる。
両脇を締めて本を読む

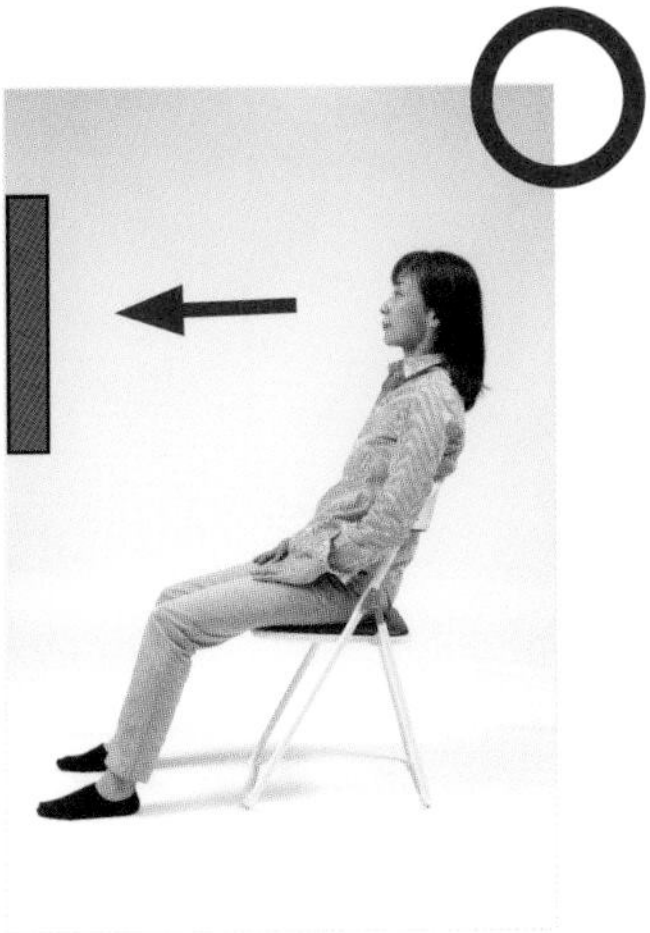

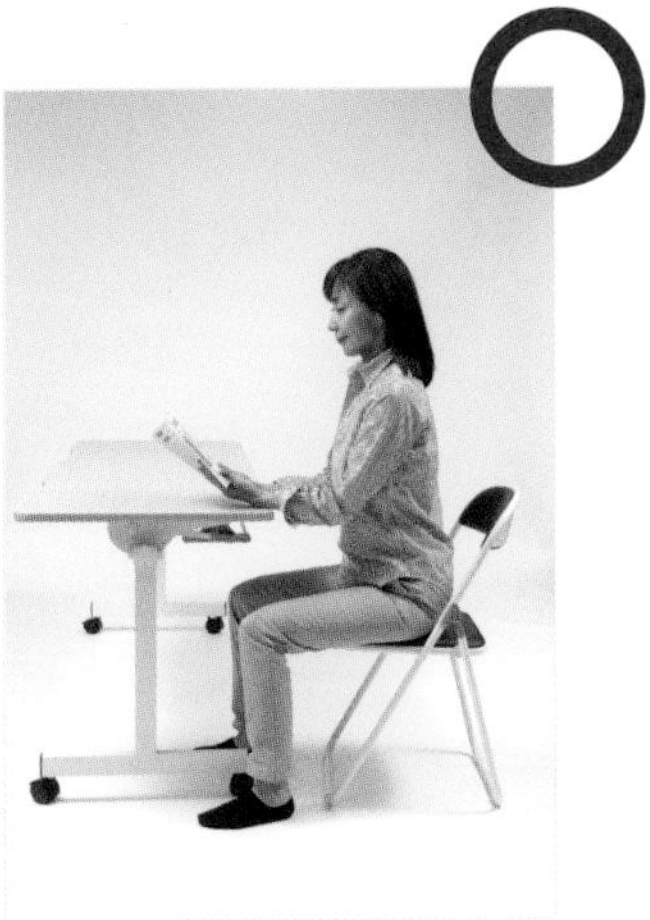

ソファに座ってテレビを見るときは、可能であれば目線の高さにテレビがくるように調節しましょう。本を読むときは、脇を締めて姿勢を固定したり、ブックスタンドを使ったりするなど、無理のない姿勢をつくるのがおすすめです。

生活見直しプログラム8

食べすぎは腰にも悪影響
ご飯を食べる

胃が重く感じるほど食べすぎると、腰にも負担がかかってしまいます。暴飲暴食は健康のためにも、腰のためにも避けましょう。

NG

【現状】 好きなだけ食べる

おなかがはち切れるくらい食べると、胃が重くなり、腰が引っ張られて反り腰が強くなることも。また、胃に負担がかかると、腰まわりの筋肉がギュッと硬くなります。

OK

【意識すべきこと】 腹八分目にする

腰に負担をかけないためには、腹八分目を心がけたいもの。消化と吸収のサイクルをくずさないようにして、胃腸の健康を保ちましょう。

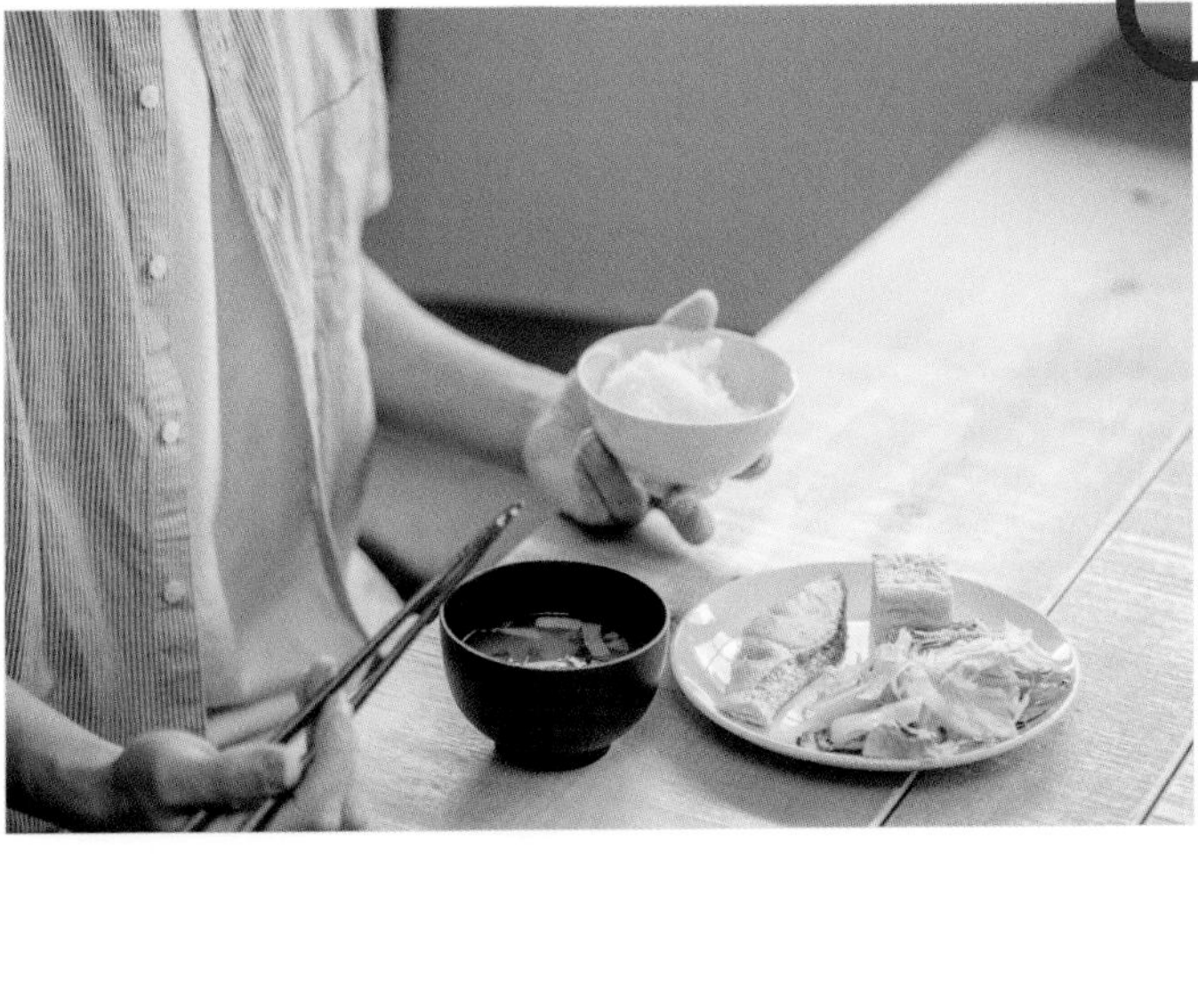

生活見直しプログラム9

お風呂につかって血流アップ
入浴時

反り腰の人は、普通の人に比べて腰まわりが硬くなりやすい傾向が。お風呂につかると固まった筋肉がほぐれてリラックスでき、骨盤も動かしやすくなります。

NG

【現状】シャワーを浴びる

忙しいと、シャワーを浴びてすませてしまう人も多いはず。これでは、体を温めることはできません。

OK

【意識すべきこと】お風呂につかる

湯船に肩まで入れ、10～20分つかりましょう。血流を促すことで、腰の筋肉にかかっている負担をゆるめることができます。お風呂から出た後は、しっかりと水分を補給して。

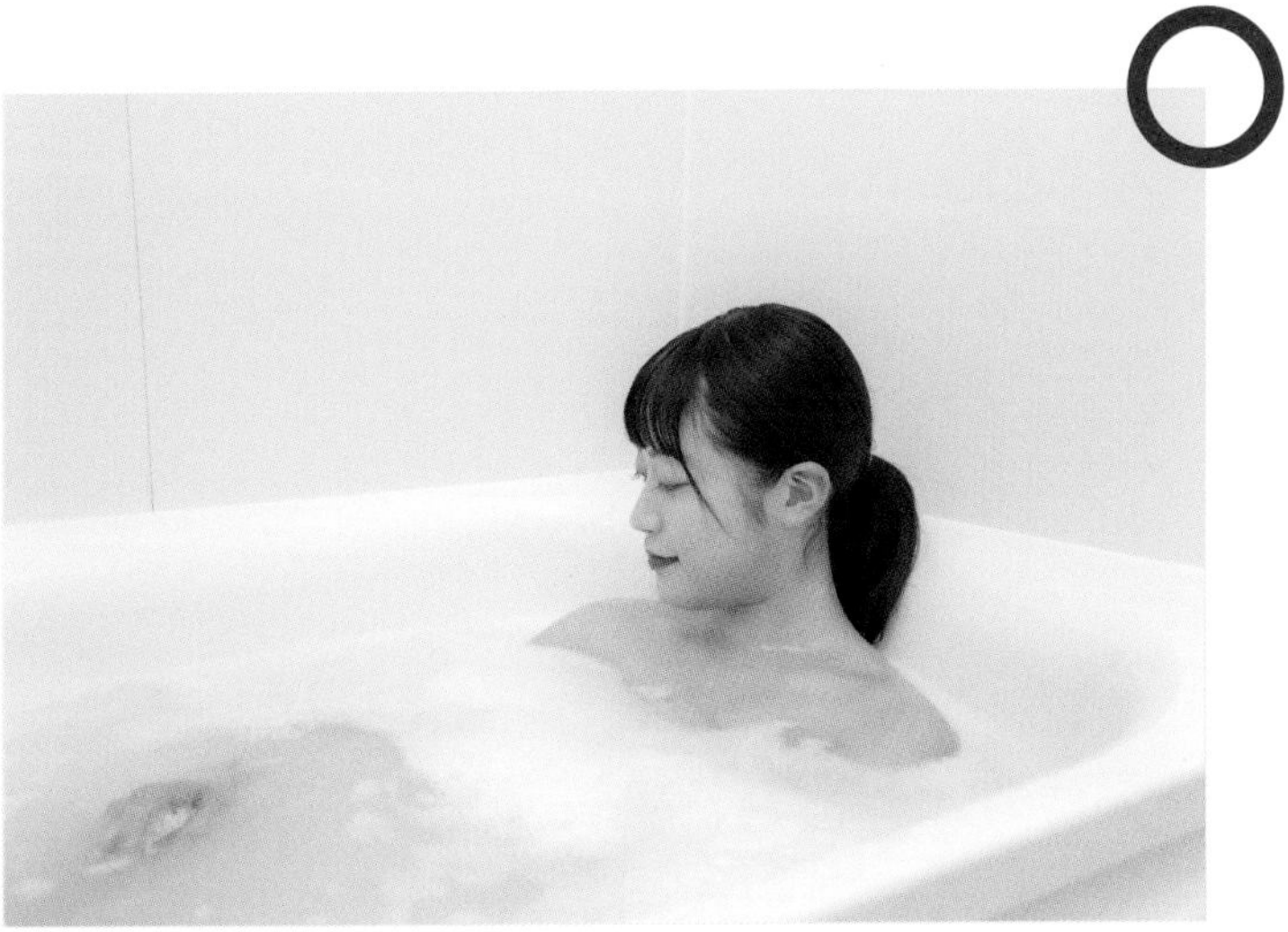

生活見直しプログラム10

寝る前のストレッチが効果的

就寝時

あおむけで寝ると腰が疲れてしまう人は、太もも前側のストレッチを行いましょう。10秒ずつ行うだけで、腰への負担が減ってぐっすり眠れます。

NG

【現状】　横向きに寝る

あおむけに寝ると腰が痛くなるため、横向きで寝る人が多いよう。また、一日歩いて疲れているのに、ストレッチをせずにそのまま寝てしまう人も。

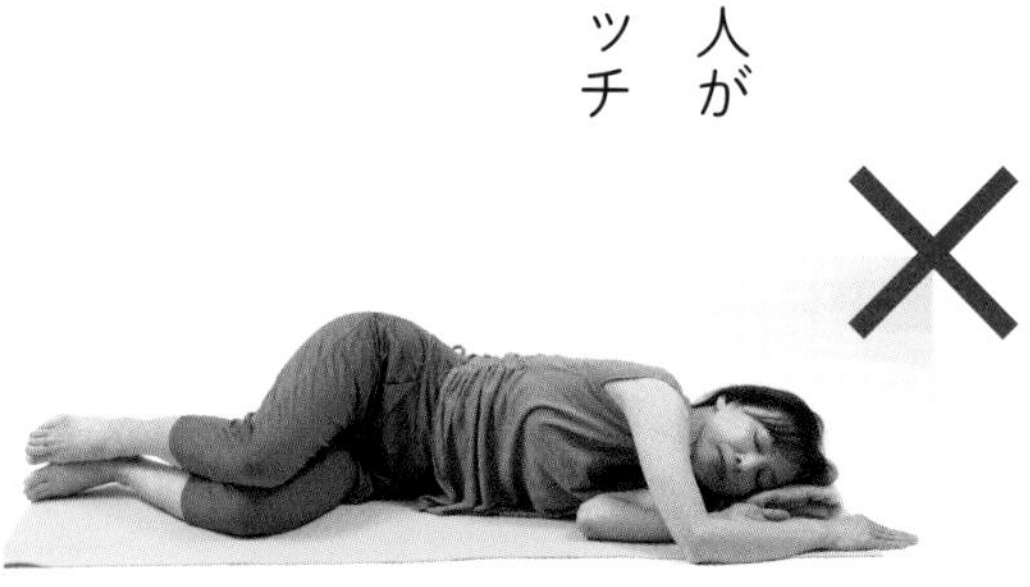

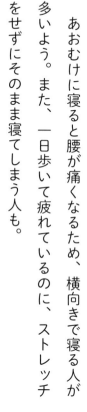

OK

【意識すべきこと】
太もも前側を伸ばす
あおむけに寝る

横向きになり、上の膝を後ろに曲げて手で持ち、太ももの前側を10秒ストレッチしましょう。反対側も同様に。伸ばしてから寝ると、股関節が伸びて、あおむけの姿勢が無理なくとれるようになります。「出っ尻」におすすめの改善プログラム（P55）を行うのもおすすめです。

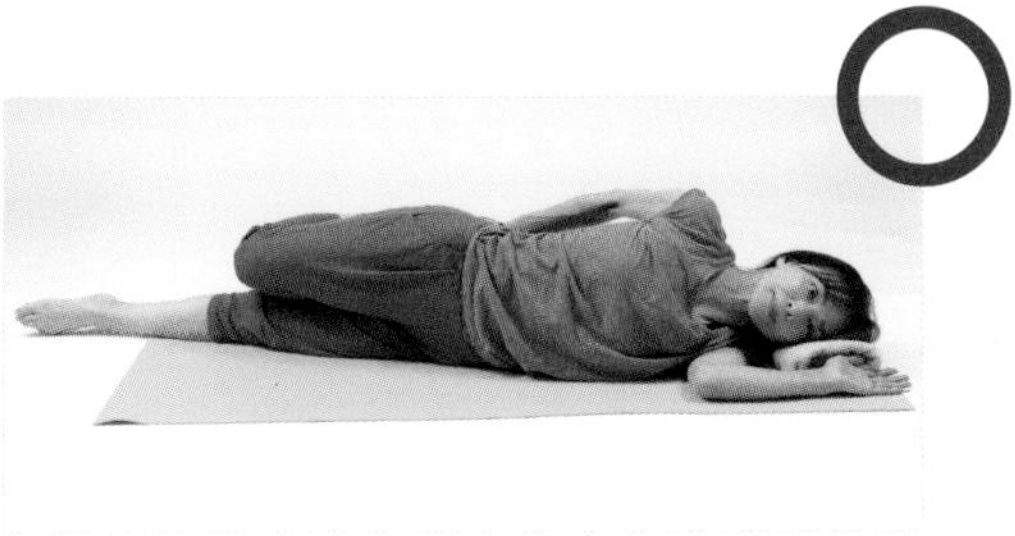

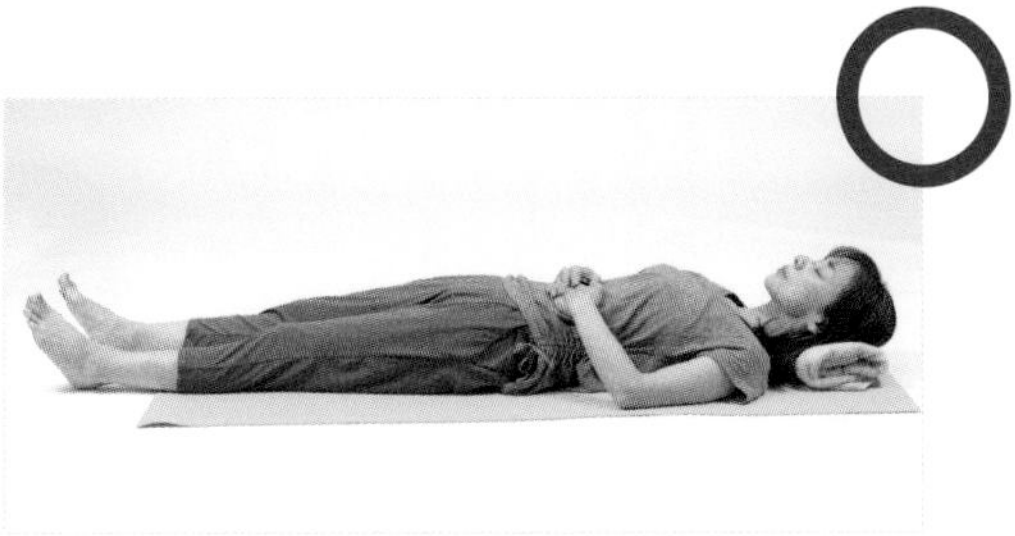

腰痛は生活習慣病の一つとされています。よって腰痛対策において、テレビや雑誌、インターネット上でもいろいろなストレッチや体操が紹介されています。

ただストレッチや体操してを、その場で軽くなることも大切なのですが、一番は「反り腰習慣からの脱却」です。今までの悪習慣が良い習慣に変わることで、体も徐々に改善してくるのです。

日常生活でよくやってしまっていることをリストアップし、その場で簡単にできる対策を挙げました。立ち方、歩き方、座り方、寝方など、どれひとつとっても、普段意外と気づかずに行なっていることばかりです。

こういうところの意識をちょっとだけ変えるだけで、体というものは変わってきます。毎日やっていると習慣化されるので、継続は大切です。

第5章

それってもしかして私？反り腰のメカニズム

なぜ反り腰になってしまうのか。よくあるお悩みを小林先生が解説します。自分の生活に当てはまるケースを参考に、反り腰の予防に役立てましょう。さらに、Q&Aでは、反り腰の疑問について詳しくお答えします。

ケースその1

スポーツ編

地元でバレーボールを続けていますが、最近、ジャンプして着地するときに腰に痛みを感じます。

40代女性

お悩み

地元のバレーボールチームに所属して、週2〜3回練習しています。ここ最近、ボールを打って着地するときに腰に痛みを感じるようになりました。数日経つと治ってしまうので、特に治療をしていないのですが、このままだと悪化してしまうのではないかと心配しています。腰の痛みをすっきり治すために、何かいい方法はありますか？

先生の見立て

前傾姿勢で構えることが多いバレーボールは、腰に負担がかかりやすいスポーツです。骨盤が前傾になっている状態から、上体を起こしてアタックをしたり、トスを上げたりする動作に入るので、どうしても反り腰になりやすいんですよね。バスケットボールやバドミントンなども同様です。

もしかしたら、太ももの前側や股関節が以前より硬くなっていませんか？　硬いままの状態でほうっておくと、ますます反り腰がひどくなり、腰痛が日常化してしまう場合があります。そうなる前に、Ｐ53の腰痛改善プログラムで紹介しているストレッチを実践してみてください。

ケースその２

日常生活編

娘の大事な学校行事なのに、腰が辛くて、長時間じっと座っていられません。

50代女性

お悩み

普段の生活で、長時間いすに座ることはないのですが、先日、娘の卒業式で、パイプいすに2時間くらい座る機会がありました。最初は背すじをピンと伸ばしていたものの、次第に式典に集中できなくなるほど背中や腰が痛くなってしまったのです。お尻をモゾモゾ動かすのは恥ずかしいけれど、そうでもしないといられないほど辛くて……。

先生の見立て

今までは気づかずに生活していたかもしれませんが、反り腰予備軍の可能性があります。反り腰の人は、長時間いすに座っていると背中の筋肉（脊柱起立筋）が凝り固まり、背中や腰が痛くなってしまうことが多いのです。

特にパイプいすに座るときは、背もたれがついているものの、きちんと姿勢を正していなければならないので、腰に負担がかかりやすくなります。

ふだんと違う行動をしたときに痛みを感じるのは、注意したほうがいいという体からのサインだと認識しましょう。

ケースその３

立ち仕事編

ヒールのある靴を履いて一日中立ちっぱなし。腰に負担をかけずに仕事をする方法が知りたいです。

30代女性

お悩み

洋服の販売員をしています。もともと反り腰なのですが、ヒールのある靴を履いて一日中ずっと立っているので、夕方になると腰が痛くなってしまいます。ヒールのある靴が反り腰によくないのはわかっているですが、靴を変えるのは難しく……。それ以外の方法で、反り腰による痛みを改善する方法はありますか？

先生の見立て

ヒールのある靴は反り腰を助長してしまうので、本来は避けるのがベストです。それが難しいのであれば、できるだけ低めのヒールに変えましょう。１㎝低くするだけでも、腰への負担を減らすことができます。また、靴の中敷きを機能性インソールに変えるのもおすすめ。休憩時間には靴を脱いで、足首をよく回すのも効果的です。

反り腰からくる腰痛は、P53で紹介しているウエストもみ（腰痛に効く改善プログラム）で軽減できます。立ったままできるので、ちょっとした空き時間にとり入れてみてください。

ケースその４

学生生活編

長く座って勉強していると腰が痛くなります。受験前なので、なかなか運動ができません。

10代女性

お悩み

大学受験をひかえている高校生で、塾に通い、家でも勉強しています。一日中、いすに座りっぱなしのこともしょっちゅうで、腰が痛くなり、勉強に集中できない日が続いています。母に相談したところ、反り腰ではないかと心配されました。見た目には反っていないと思うのですが、その可能性はあるのでしょうか？

先生の見立て

反り腰による腰痛は、大人に限ったものではなく、早くて中学生くらいから起こります。勉強熱心な受験生ほど、長時間座っていることが原因で反り腰になりがちです。

また、女性の場合、もともと男性に比べて骨盤が広めです。さらに、制服がスカートの場合は、膝が開かないように常に気をつけているため、内股になり、骨盤が前傾しやすくなります。そのため、反り腰になりやすいのです。

運動する時間はなかなかとれないかもしれませんが、Ｐ50～51で紹介しているストレッチで、太もも前側と股関節を伸ばしてみてください。反り腰の改善に役立つはずです。

ケースその5

美容編

姿勢には自信があったのに、ヨガの先生に反り腰だと指摘されてしまいました。

20代女性

お悩み

腰痛を治そうと思い、ヨガ教室に通い始めました。自分では姿勢がいいと思っていたのですが、反り腰だと指摘され、正しい姿勢がわからなくなっています。

ファッションモデルのような、胸を張ってお尻がキュッと上がった姿勢が理想だと思い、それを目指していたのですが、正しい姿勢＝モデル姿勢ではないのでしょうか？

先生の見立て

モデルさんのように胸を張ることがいい姿勢だと思っている人は、意外と多いようです。しかし、胸を張ろうとすると腰を反ってしまうケースがほとんどで、結果的に腰に負担がかかる無理な姿勢になってしまいます。

まずは胸を張るのではなく、骨盤を立てることが大切。骨盤を立てるためには、P48～51で紹介しているプログラムが効果的です。これを実践すると、無理なく正しい姿勢をとることができ、腰痛も改善されるはずです。

教えて！小林先生 反り腰にまつわるQ&A

Q1

最近、ちょっと太ってきたので補正下着が気になっていますが、それが原因で反り腰になることはありますか？

A

補正下着は、体のラインを美しく見せることを目的にしています。例えば、お尻のたるみが気になる場合、ヒップアップ用の補正下着をはけば、お尻の形を美しく見せることはできます。

しかし、お尻を下から引き上げる構造上、反り腰を助長してしまう可能性があります。

また、ぽっこりと出たおなかが気になる場合、おなかを引き締めるための補正下着をつければへこませることはできますが、締めつける力が強すぎると、苦しくなってしまうこともあります。

いずれにしても、補正下着は美容を意識したものです。サイズが合っていないなど、間違った使い方をすると、姿勢に影響を及ぼすこともあるので、理解した上で使いましょう。

Q2

自分は反り腰というより猫背だと思っていたのですが、何がどう違うのでしょうか？

A

じつは、背中が丸まっている「猫背タイプ」と、腰が反っている「反り腰タイプ」だけでなく、非常に多くの方が、猫背であり反り腰でもある、「猫背&反り腰タイプ」です。

「猫背&反り腰タイプ」のメカニズムがよくわかる「積み木の原理」について、詳しく説明しましょう。

積み木をまっすぐに積むと、何もしなければ倒れることはありません。しかし、積み木のどこか1つが出っ張った場合、別の1つを引っ込めないとバランスがとることができず、倒れてしまいます。

人間の背骨は、緩やかなS字カーブを描いてバランスをとっていますが、例えば、腰の反りが強くなった場合、背中が丸まって、背骨が強いS字カーブにならないと、まっすぐに立つことはできません。人間の骨格の性質上、反り腰の人が猫背になるケースは、珍しいことではないのです。

Q3

昔は反り腰ではなかったのですが、子どもを産んでから、腰の痛みが続いています。出産と反り腰は関係がありますか？

A

妊娠、出産と反り腰は大きく関わっています。

妊娠によって胎児が成長し、重くなってくると、おなかが下に引っ張られて骨盤が前傾します。前傾角度がきつくなると倒れやすくなるため、バランスをとるために腰を反って上体をまっすぐにしようとします。これが妊娠中に反り腰になってしまう要因です。

さらに、出産すると骨盤底筋が伸びて弱くなるため、お尻を締めて骨盤を立てるのが難しくなります。骨盤底筋が弱ったまま生活を続けると、骨盤が前傾した状態が日常化してしまうため、反り腰になる人が多いのです。

反り腰を予防するためには、２つのことを実践しましょう。

１つ目は、「骨盤底筋のトレーニング」。トイレでの排尿時に、途中で尿を止めるようにしてください。なかなか意識しづらい筋肉ですが、途中で尿を止める動きによって鍛えることができます。

２つ目は、「股関節のストレッチ」。Ｐ51を参照して股関節を伸ばすことで、前傾するクセがついた骨盤を立てやすくなります。

Q4

年齢とともに、おなかがぽっこりと出て、腰も痛くなってきました。私の反り腰の原因は、やっぱり加齢のせいでしょうか？

A

加齢によって筋肉量は減りますが、それが反り腰の直接的な原因にはなりません。反り腰は、若い頃からの生活習慣が大きく影響しています。座りっぱなしや立ちっぱなしの生活による姿勢の変化や、妊娠・出産をきっかけにして反り腰になるケースが多いのです。

むしろ心配しなければならないのが、反り腰をほうっておくこと。反り腰のまま年齢を重ねると、上体を起こす筋肉が低下したときに腰がくの字に折れ曲がってしまい、杖をつかないとバランスがとれなくなります。枝を伸ばしたる老木に、添木をしなければ倒れてしまうのと一緒です。

また、反り腰の状態が続くことで、脊柱管狭窄症になったり、股関節を痛めたりするリスクも高まります。

ですから、加齢だからと諦めず、反り腰が気になった時点で改善することが大切です。

Q5

大人になって反り腰に悩む前に、子どものうちに改善させてあげたいです。子どもにはどんなことに気をつけさせたらいいですか？

A

反り腰は骨盤の前傾から起きることが多いのですが、なかなかお子さんの反り腰にまで気づかないことが多いのではないでしょうか？　Ｐ16にある「反り腰チェック」をやってみて、「この子、反り腰かな？」と思われたら、対策を練るのもいいでしょう。

ただ子どもはなかなか自分の姿勢を気をつけることができないものです。大人のようにその場で意識することもできなければ、ストレッチなど毎日やってくれないでしょう。

もし親御さんさえよろしければ、ストレッチをやってあげてみてはいかがでしょうか？　Ｐ50の「太もも前面ストレッチ」「股関節ストレッチ」を、時間を決めて一緒にやられてもいいですし、もしくはペアストレッチの形でやってあげてもいいでしょう。

よくお子様向けのセミナーを行うのですが、スキンシップにつながりますので、とても好評です。

また最近は、座り姿勢をよくするようなクッションなども販売されています。そういうものを使って、反り腰にならない生活環境を作っていくのもいいでしょう。

おわりに

私が初めて猫背矯正の専門家として「姿勢から体を治す」という考えを世に広めようとしてから、16年が経過しました。おかげで今では多くの整骨院、整体院、パーソナルトレーニング、サロンなどでも姿勢を整えるメニューが存在しています。また姿勢に対しての意識が高まり、メディアなどでもたくさん紹介されるようになりました。より健康を作るための環境ができつつあります。

時代は刻々と変化しております。スマートフォンの登場でかなり便利な世の中になりましたが、同時にスマホ首や睡眠障害などの健康への影響も出てきています。またコロナ禍で外出の自粛により、運動不足による腰痛、または鬱などの症状が増えたという声も耳にします。

世の中が変われば生活スタイルも変わり、それに適応する形で体の使い方も変化してきます。そしてその結果、新たな症状や疾患などが出てくるものです。

しかしどんなに世の中が変わろうとも、考え方の基本形は同じなのです。姿勢を正すためにまず骨盤を立てる、これが原則です。これは反り腰だけでなく姿勢ケア、そしてあらゆるヘルスケアでも重要な考え方になります。

これを誰でもできるようにしていくのが、私の使命だと思っています。「健康をより簡単にして提供する」このテーマを元に、誰でも手軽に健康になれる世の中を模索し続けます。

もしかしたら本著は最も私が出したかった内容かもしれません。自分自身が本当に苦しんだことが、別の形であなたのお役に立てればと思っています。そしてそんな私の想いを、産業編集センターの松本貴子さん、構成を担当してくださった川端浩湖さんによって丁寧に仕上げていただきました。この場を借りてお礼申し上げます。

そして今の私があるのは、株式会社ボディスプラウトの全スタッフと、日本だけでなく台湾にいる猫背矯正マイスターたちが、目の前の患者様に真摯に向き合ってくれ続けているおかげです。私一人ではできなかったことを、彼らが具現化してくれたことに感謝しております。

これからも「昨日とは違う明日を創る」ために、日々研鑽し提供し続けることを、この本の読者に約束します。

2023年6月　小林篤史

小林篤史（こばやし・あつし）

1975 年、神奈川県横浜市出身。宮前まちの整骨院代表、猫背矯正マイスター®、フィジカルデータインテグレーション研究所所長、スカッと整体創始者、柔道整復師、鍼灸師、あん摩マッサージ指圧師。
高校時代にプロ野球選手を目指すも、反り腰による腰痛などたび重なる不調により挫折。その悔しさから日本大学文理学部体育学科に入学し、トレーニング理論、機能解剖学などを研究する。
2006 年、宮前まちの整骨院を開院。姿勢を治す秘訣は「骨盤を立てること」であり、そのためには骨盤・股関節まわりの筋肉の柔軟性が不可欠と提唱。
これまで姿勢を診てきた人数は 3 万人を超える。
2015 年に「治る環境づくり」のビジョンの元、株式会社ボディスプラウトを設立。整骨院・整体院の施術、「はくだけ整体®シリーズ 整体ショーツ」などの商品企画開発及び販売、姿勢の専門家の育成、各種情報発信などを行う。
NHK「ひるまえほっと」、日本テレビ「バゲット」などのテレビ出演、『anan』、『女性自身』、『週刊女性』、『週刊朝日』などメディア掲載も多数。『ねこ背は 10 秒で治せる！』（マキノ出版）、『歩くだけで効く！おさんぽ整体』（三笠書房）など、著書累計は 20 万部を突破。現在、日本だけでなく、台湾、タイなど海外でも講演活動中。

その不調・痛み、反り腰が原因です！

2023 年 6 月 14 日　第 1 刷発行
2023 年 7 月 21 日　第 2 刷発行

著者／小林篤史

構成／川端浩湖
デザイン・DTP ／のほん
撮影／オリガ・アノソワ（産業編集センター）
協力／シニアリストモデルエージェンシー
編集／松本貴子（産業編集センター）

発行／株式会社産業編集センター
〒 112-0011　東京都文京区千石 4 丁目 39 番 17 号
TEL 03-5395-6133 FAX 03-5395-5320

印刷・製本／萩原印刷株式会社

ISBN978-4-86311-369-5 C0077